膨大な仕事を一瞬でさばく

瞬間集中脳

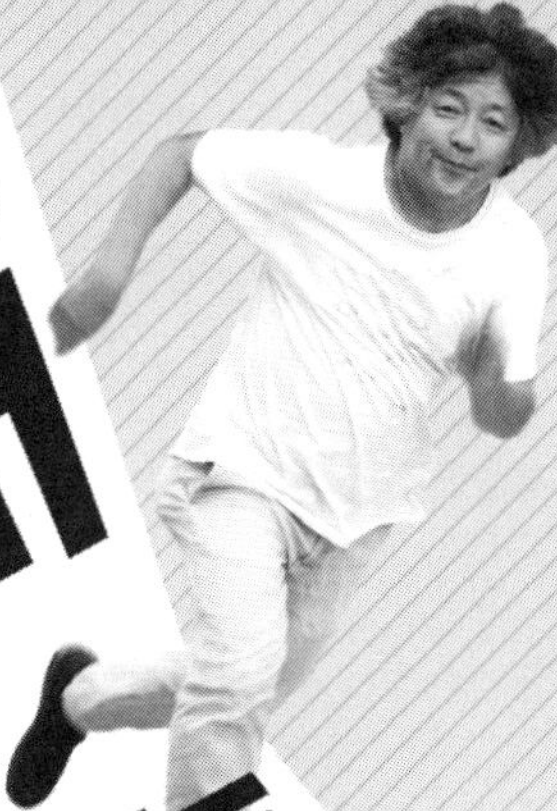

茂木健一郎

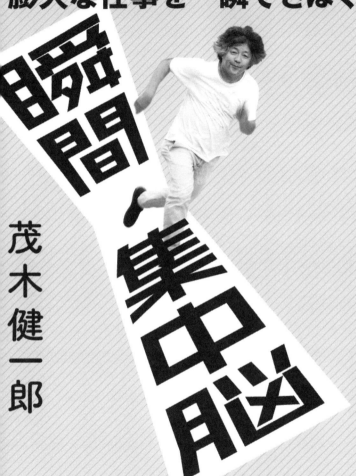

すばる舎

はじめに

「瞬間集中」で最高の人生が手に入る

「毎日毎日、残業だ」
「やってもやっても仕事が終わらない」
「すぐに飽きて違うことがしたくなる」
「長時間一つのことに集中できたためしがない」

こんな悩みを抱えている人は多いのではないでしょうか。

「自分は集中力がないから仕方がない」「飽きっぽいから仕方がない」「〜だから仕方がない」――。

こうして「仕方がない」という言葉で片づけてしまうのは、もったいないことです。
では、どうすれば効率よく集中できるようになるのでしょう？

毎日定時で帰り、プライベートを思い切り楽しんでいる人と、毎日残業で自分の時間を確保できない人とでは、「集中の仕方」に違いがあります。
仕事も人生も楽しむためには、本書のタイトルにもある「瞬間集中」が欠かせません。

〝1秒単位の集中〟こそ、生産性を上げる

「瞬間集中」とは、**〝1秒単位でやるべきことに集中する〟**ということです。
つまり、あなたの時間を1秒もムダにしない集中法なのです。

「今、何に集中すべきか」を瞬時に見極め、深く集中することで、仕事や勉強は驚くほど速く片づき、あなたにとって自由な時間も手に入ります。

もうやりたいことを我慢して、ストレスを抱えながら、嫌々仕事をすることもなくなるでしょう。

さらに、1秒単位の瞬間的な集中を繰り返すことで、より深い集中状態「フロー」に入り、大きな結果を残すこともできるでしょう。

「仕事や勉強に取り組んだり、それらで大きな結果を残すためには長時間の集中が必要」と思う人も多いですが、人間の脳は**〝一つのことに集中できる時間が限られている〟**という特性があるのです。

脳の中には「集中しろ!」と命令を出すDLPFC（背外側前頭前皮質《はいがいそくぜんとうぜんひしつ》）という部位があります。

この神経回路は繰り返し負荷をかけることによって強化されるので、長時間の集中よりも、1日に短くても何度も集中するほうが、大きな結果につながるフロー状態に入りやすくなるのです。

ですから、**長時間集中できないことは脳にとって当たり前で、短時間の集中を繰り返すほうが効果がある**ということです。

集中できない自分を責める必要も、自己嫌悪に陥る必要もありません。

さらに、気が散ってしまったり、飽きっぽいことも悪いことではないのです。

私たちの脳は、新しいことや予測がつかないことを好みます。

これは裏を返すと、**次々に目新しい対象を与えれば、脳はおもしろがってすぐに集中できる**ということです。

つまり、瞬時に集中の対象を切り替えて、脳が「新しい！」と思うことをやれば、どんどん質の高い集中状態をつくり出すことができます。

「瞬間集中」で膨大な仕事も、あっという間に片づく

実際に私も、この「瞬間集中」を使って、多くのタスクをこなしています。

たとえば、脳科学者としての研究以外にも次のような活動を日々おこなっています。

・朝10キロのランニング
・ツイッターでの連続ツイートやブログなどの、SNS更新
・テレビやラジオ出演
・本や論文の執筆
・講演活動
・企業の開発・研究への協力
・打ち合わせや取材

もちろん移動中の時間もムダにせず、論文や資料を読んだり、メールの返信など、どんなに短い時間でも「瞬間集中」して仕事を片づけています。

このように、さまざまな活動をしていますが、1日中、同じことに長時間集中するということはほとんどありませんし、まさに**「1秒単位で今やることを決める」**という感覚で、仕事をしています。

「それは茂木さんだからできるんじゃないの?」という声が飛んできそうですが、そ

んなことはありません。

私は子どもの頃から、筋金入りの飽きっぽい人間です。

小中学生の頃は、授業がつまらないとすぐに気が散って、先生に隠れていろいろな〝内職〟をするような学生でした。

仕事の打ち合わせ中でも、相手の話がつまらないとすぐに飽きてしまい、ノートに落書きを始めてしまうこともあります。


でも、この**「飽きっぽさ」こそが、脳が最高のパフォーマンスを発揮する秘密**でもあります。

脳の特性に逆らうよりも、その「飽きっぽい特性」を利用して、集中の対象を瞬間で切り替え、短く深く集中していくほうが、仕事の効率はよっぽど上がります。

これが本書で紹介する「瞬間集中」です。


あなたの机の上に積み重なっている膨大な仕事も、瞬時に集中の対象を切り替え、短く深い、質の高い集中を繰り返すことで、あっという間に片づいていくのです。

結果を出し続ける人は「瞬間集中」している

今の時代、結果を出し続けるには「瞬間集中」が不可欠です。

Apple創業者のスティーブ・ジョブズは、すさまじい「瞬間集中脳」の持ち主でした。彼はサイエンスからアート、哲学まで幅広く興味を持ち、それぞれについて深く集中し、学んでいたといいます。

その積み重ねがやがて実を結び、マッキントッシュやiPhoneを始めとする歴史的なイノベーションをいくつも生み出すことにつながったのです。

また、秋元康さんや北野武さんなど、エンターテインメント界のヒットメーカーたちも「瞬間集中」で数々の作品をつくりあげています。

放送作家からスタートして、プロデューサーや作詞家、小説家、脚本家などへ活躍のフィールドを広げていった秋元さん。

お笑い芸人でありながら、映画監督や画家としても世界から高い評価を受ける北野さん。

お二人とも一つのジャンルにこだわらず、集中の対象を次々と切り替え、そこから大きな学びを得て自分の仕事に活かしているからこそ、どの分野でも大きな結果を出すことができるのです。


スポーツの世界でも、プロ野球・北海道日本ハムファイターズの大谷翔平選手が、投手と打者の二刀流で大きな結果を残しました。

二つの役割を素早く切り替え、瞬時に深い集中に入る姿は、まさに「瞬間集中」を体現したかのようです。


スティーブ・ジョブズは、2005年におこなわれたスタンフォード大学の卒業式でのスピーチで「点と点をつなぐ」ことについて語りました。

この「点と点をつなぐ」ことこそ、「瞬間集中」なのです。

瞬時に集中の対象を「点」から「点」に切り替えることで、将来その「点」が結びつき、大きな結果として返ってくるのです。

「瞬間集中」で自由な時間も手に入る

「瞬間集中」のメリットは、仕事や勉強で高いパフォーマンスや結果を出せるだけではありません。

瞬時に集中し、最速で課題を処理できれば、自由な時間が圧倒的に増えます。

もう残業に悩むことも、気が散って集中できないと思い悩むこともありません。

やりたいことを思う存分やる時間を手に入れることができるのです。

「一つのことをコツコツやることがいい」と日本人は考えがちです。

しかし、これからの時代、そのような集中の仕方では通用しません。

人工知能には正確さでも、スピードでも人間が勝つことは不可能だからです。

長時間に一つのことだけしかやらず、ただ時が過ぎるのをぼんやりと眺めていては、あなたの能力も時間もムダにしてしまいます。

それよりも、次から次へと興味・集中の対象を切り替えて、多くのことを吸収したほうが仕事も人生も劇的におもしろくなり、充実します。

「瞬間集中」はあなたの人生を豊かにしてくれる、これからの時代に必要不可欠なスキルと言ってもいいでしょう。


「仕事を速く終わらせて、家族や友人との時間を大切にしたい」

「夢や目標がたくさんあるのに、仕事に追われて実現できていない」

「やるべき課題が多すぎて何から手をつければいいか悩んでいる」


このような悩みを抱える人のために、本書を書きました。

「今、この瞬間」は、人生でたった一度しかありません。

後悔がないように過ごすためにも、一瞬一瞬深く集中し、密度の濃い時間を過ごすことが一番でしょう。

仕事に追われているビジネスパーソン、勉強に集中できない学生など、どんな人にも「瞬間集中」は役に立ちます。

「瞬間集中」ができるようになれば、人生はもっともっとおもしろくなるはずです。

「瞬間集中」には、生まれつきの才能も特別な能力も必要ありません。

誰でも簡単に深く速く集中できる「瞬間集中」を本書でご紹介します。

あなたが「集中できない」と思い込んでいるのは、「瞬間集中脳」を使いこなせていないからです。

本書で眠っている「瞬間集中脳」を呼び覚まし、あなたの1日、1時間、1分がより充実するお手伝いができれば、著者としてこれほど嬉しいことはありません。

2017年9月吉日

茂木 健一郎

膨大な仕事を一瞬でさばく 瞬間集中脳——【目次】

第3章 「瞬間集中力」が高まる5つの技術 ——いつでも速く、深く集中できる

第4章 集中力を復元する4つの方法
——脳の「切り替えスイッチ」を自由自在に操る

編集協力　塚田有香
ブックデザイン　上田宏志（ゼブラ）
カバー写真　鹿野貴司
本文イラスト　白井匠

第1章

たった一瞬の集中が大きな結果を生む

——最速で最大のパフォーマンスを発揮する

01

長時間、一つのことに集中する必要はない

01

「集中力がない」は迷信だった

私の集中は、朝起きた瞬間から、いきなりトップスピードで始まります。目が覚めたらすぐにベッドから飛び起き、10ツイートほどの連続ツイートを開始。その瞬間、頭に浮かんだことを猛然と書き綴ります。

それが終わるとメールをチェックし、朝食を食べながら新聞を読み、10キロのランニングをする。これらを10分から20分ごとに、次々とこなしていきます。

外出先でも、**「すきあらば即集中」**です。

電車の待ち時間に駅のホームでMac Book AirやiPad Proを開いて作業をしたり、電車での移動中にスマホからどんどんメールを返信しています。

タクシーに乗ったときは、座った瞬間にパソコンを開いて、原稿を書き始めます。移動時間が20分もあれば、短めの原稿を1本仕上げるのに十分です。

たとえ30秒でも時間ができれば、それがどんな場所や状況でも、タスクをどんどん片づけていく。

この習慣は今や私にとって、ごく普通のこととなりました。

時間をかけてゆっくり集中に入るのではなく、瞬間的に目の前のことに深く集中し、一気に仕事や勉強を片づける。

この「瞬間集中」こそが、短時間で最大のパフォーマンスを出す秘訣なのです。

ところが多くの人は、なかなか集中できずに悩んでいます。

「やるべきことがあるのに、ついダラダラしてなかなか取りかかれない」

「仕事や勉強をしていても、ほかのことに目移りして気が散る」

「いったん集中しても長く続かず、すぐに飽きてしまう」

私の周りにも、こんな悩みを打ち明けるビジネスパーソンや学生がたくさんいます。

そして一様に、こう嘆くのです。

「自分にも集中力があればよかったのに……」

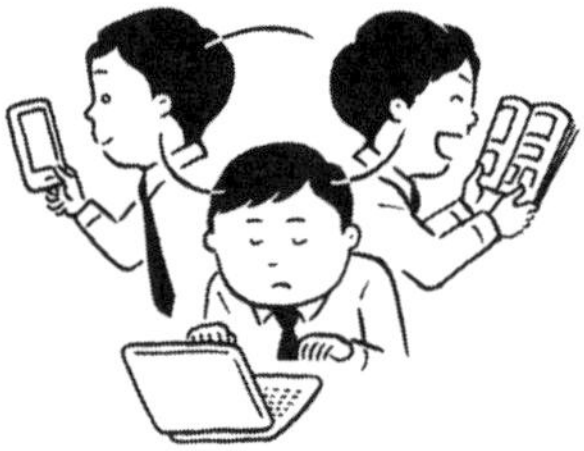

でもちょっと待ってください。

あなたが「自分には集中力がない」と思っているとしたら、それは大きな誤解です。

なぜなら、人間は誰もが脳に「集中の回路」を持っているからです。

何も私が特別なのではなく、集中力は本来、誰にでも備わっています。

もちろん、あなたにもです。

このような集中に対する誤解が、「集中は難しい」「自分にはできない」と思い込む原因になっています。

まずはその誤解を一つずつ解いていくことにしましょう。

【誤解1】生まれ持った才能がなければ集中できない

先ほどもお話しした通り、人間の脳には誰しも、集中の回路があります。

しかも、「瞬間的に集中に入る」という機能を備えているのです。

あなたが道を歩いているとき、突然知り合いに「久しぶり！」と呼び止められたら、あなたも「久しぶりだね！」と瞬時に夢中になって会話を始めるでしょう。

相手の言葉に耳を傾け、以前その人に会ったときの記憶を引っ張り出しながら、一気に脳をフル回転させるはずです。

これが「瞬間的に集中に入る」ということであり、実は誰もが日常的におこなっています。

ですから、集中するのに特別な才能は必要ありません。

意識はしていなくても、すでにあなたは毎日のように「瞬間集中」を繰り返しているのです。

そもそも脳にとって、集中は難しいことではありません。

むしろ、非常にラクな状態と言えます。

脳が何かに集中すると、その活動領域は狭くなります。

あれこれ考えてぼんやりしているときは、脳のあらゆる領域が活発に働きますが、一つのことに集中すると、活動も一部の領域に絞り込まれます。

つまり集中しているときは、最小限の活動しかしていない省エネ状態。それ以外の領域は休憩できるので、脳にとっては負担が少ないのです。

また、「自分には集中力がない」と思っている人も、時間が過ぎるのを忘れて何かに夢中になったことがあるでしょう。

「好きなアーティストの動画なら何時間でも見ていられる」

「趣味のゴルフなら1日中コースを回っても飽きない」

こんなふうに、日常の中で集中力を発揮している場面が誰にでもあるはずです。

つまり、「集中力がない」というのは単なる思い込みで、実は普段からものすごい集中力を発揮しているわけです。

この集中力はほかのことにも応用可能なので、それを仕事に使えばいいだけです。

具体的な応用の仕方は、第2章以降で詳しく説明しましょう。

【誤解2】集中は長時間続かないと意味がない

途中で気が散って別のことをやりたくなったり、集中が続かないことに罪悪感を覚える人は少なくないようです。

でも、罪悪感を抱く必要はありません。

人間の脳は、**〝一つのことに数時間や1日という長い単位で集中することができない〟**という性格を持っています。

もっと細かく時間を認識しているのです。

私たちの時間に換算すれば、まさに1秒単位で「今、何をするか」を決めているイメージです。

ですから、短時間で集中する対象を変えて、脳のスイッチを次々に切り替えたほうが、目の前のことにより深く集中できます。

「集中が途切れるから、休憩してはいけない」というのも大きな誤解です。

むしろ集中したいなら、脳を休ませる時間をきちんとつくりましょう。

大量の情報にさらされている現代人の脳は、常に「オン」の状態になっています。

そのままでは脳に疲労やストレスが蓄積される一方で、いざ集中しようとしても脳が正常に働きません。

ですから、集中力を発揮したいなら、意識的に情報を断ち切り、ボーッと

したりダラダラしたりして、脳を「オフ」の状態にする時間をつくることが非常に大切です。

この状態を、脳科学では**「デフォルト・モード・ネットワーク（DMN）」**と呼びます。

最新の研究により、脳はDMNに入っている間に、外部からインプットした情報や知識を整理していることがわかってきました。

だから、また「オン」に戻ったとき、整理した情報をすぐに仕事や勉強でアウトプットできます。

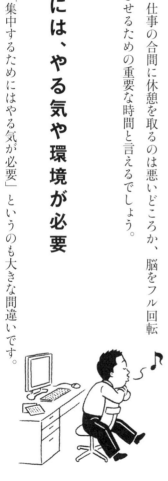

仕事の合間に休憩を取るのは悪いどころか、脳をフル回転させるための重要な時間と言えるでしょう。

【誤解3】集中するには、やる気や環境が必要

「集中するためにはやる気が必要」というのも大きな間違いです。

私は朝起きた瞬間に連続ツイートを始めるとお話ししましたが、ツイートすることに対して、ものすごくやる気があるわけではありません。

「目が覚めたらツイートする」と決めて、その行為を習慣化しているだけです。

行動主義心理学では、「悲しいから泣く」のではなく「泣くから悲しい」、「楽しいから笑う」のではなく「笑うから楽しい」と理解します。

実際に、鉛筆を横向きにくわえて笑顔の表情をつくった人と、縦向きにくわえて怒った顔に近い表情の人に同じマンガを読んでもらい、おもしろさを評価してもらったところ、横向きでえんぴつをくわえた人のほうがおもしろいと感じたという実験結果もあります。

要するに、心の状態よりも、まずは行動してしまえば、気持ちはあとからついてくるということです。

仕事や勉強もまったく同じです。

やる気があってもなくても、とにかく目の前のことに取りかかる。手足や頭を動かして行動するうちに、「集中」という心の状態が生まれてくる。

これが集中するための正しいプロセスです。

脳科学では、「やる気」は「やらないことへの言い訳」と「勝手な自分の思い込み」という二つの意味で捉えられています。

ですから、「やる気」というのは、自分の強い思い込みから出てきたり、なくなったりするもので、「集中する」という行為とは関係がないのです。

同様に、「環境が整わないと集中できない」と考える人もたくさんいます。

でも実際は私のように、どんな場所でもとにかく手を動かして作業を始めてしまえば、集中状態はつくりだせます。

「出社したら、まずコーヒーを飲んでからじゃないと仕事に取りかかれない」

「10時ジャストになったら始めよう」

そんなふうに、集中には段取りやきっかけが必要だと思っている人も多いようです。

しかし、**集中するのに決まった環境や段取りは必要ありません。**

集中するために条件を整えなくてもよいのです。

何より、「条件を整える」という手間にかける時間と労力がもったいない！

今の時代は、脳を誘惑する情報がひっきりなしに飛び込んできます。

気分転換にネットサーフィンを始めたら楽しくてやめられなくなったり、仕事中にプライベートのメールが気になったりと、集中を邪魔するものはいくらでもあります。

そのたびに、また一から段取りをやり直さないと仕事に取りかかれないのであれば、あまりに効率が悪すぎます。

「あ～あ、またネットサーフィンしちゃった。そろそろ仕事に戻らなくちゃ。今は15時45分か……。じゃあ、16時になったら仕事に取りかかろうかな。その前に、コーヒーを買いに行くか」

こんなことを繰り返していたら、いつまで経っても仕事は終わらず、待っているのは「また今日も残業」という現実だけです。

先ほどもお話しした通り、集中が長く続かないこと自体は、脳の機能からすれば自然なことです。

大事なのは、**いったん集中が途切れたり休憩を挟んだりしても、必要な場**

面になったらすぐに集中のスイッチを入れられるかどうかです。

そして本来、人間の脳には、それができる「瞬間集中」の回路が備わっています。

もしあなたがなかなか「瞬間集中」に入れずにいるとしたら、それは脳が「きちんと段取りを踏んで、環境を整えなければ集中できない」と思い込まされているだけです。

「集中」に関する誤解がいかに多いか、わかっていただけましたでしょうか？

繰り返しますが、もしあなたが「集中するのは難しい」「自分にはできない」と感じているとしたら、それは単なる思い込みであり、脳が洗脳されているだけです。

あなたの脳には、間違いなく「瞬間集中」の回路が備わっています。

まずはそのことを、声を大にしてお伝えしておきます。

瞬間集中のコツ 01

集中の回路は誰にでも備わっている。「集中力がない」と思い込むのはもうやめよう！

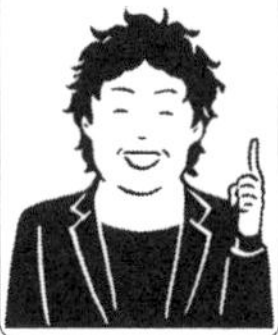

02

気が散る人、飽きっぽい人こそ瞬間集中に向いている

興味の対象が変わることは、悪いことではない

「はじめに」でもお話しした通り、私はものすごく飽きっぽい人間です。

とにかくいろいろなことに興味があるので、脳科学の研究をしながら、大学や高校・中学の教育にも関わるし、テレビのトーク番組やラジオでホスト役を務めることもあれば、テレビドラマにゲスト出演したこともあります。こうして本の執筆もするし、ブログも毎日更新するし、1日に10回はツイッターでつぶやいています。

私としては、まさに1秒刻みでやることを決めているような感覚です。

世間から見れば、「あれこれ気が散る人なのだな」と思われているかもしれません。

でも、それでいいのです。

なぜなら私は、**その1秒ごとに、目の前のことに深く集中している**からです。

集中する対象は目まぐるしく変わっても、瞬間的に深い集中に入れば、どんな場面でも短時間で高い成果を出すことができます。1秒あたりの生産性は、一つのことに長時間取り組んでいる人よりも、ずっと高いはずです。

つまり瞬間集中が身につけば、仕事や勉強において次の三つがすべて手に入ります。

(1) スピード
(2) 質
(3) 結果

一つ目の「スピード」は、最もわかりやすい瞬間集中のメリットです。

あっという間に集中に入れば、仕事や勉強はスピードアップします。集中するまでの段取りやきっかけもいらないので、余計な時間を費やすこともありません。

一人が抱える業務やタスクの量が増えている今、長時間の残業で自分をすり減らさないためにも、仕事を速くすることは誰にとっても重要なテーマです。


二つ目の「質」は、瞬間集中することにより、集中そのもののレベルが上がるということです。

長時間ダラダラと仕事をするよりも、瞬間集中で短時間に深く集中したほうが集中

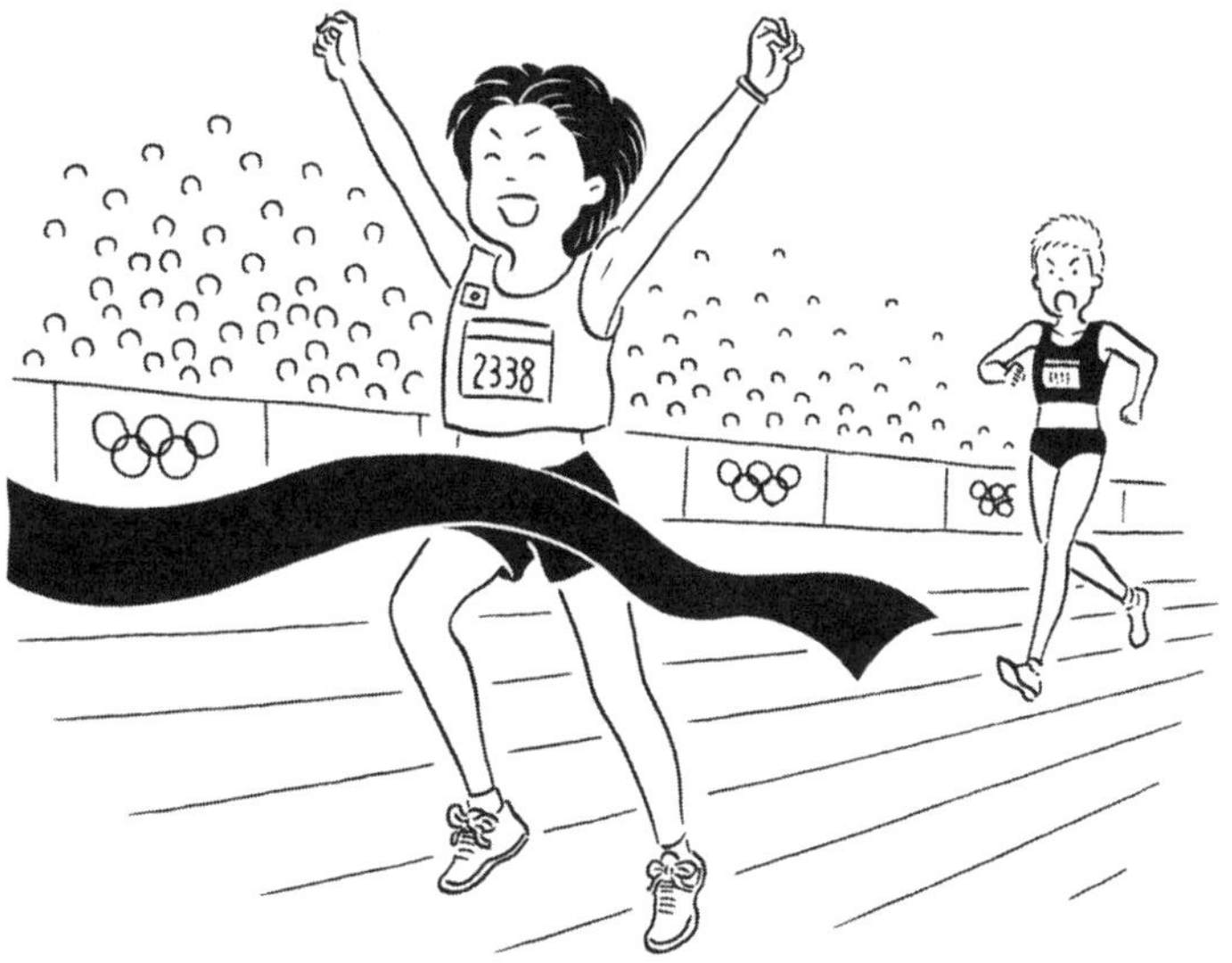

の質が高いのは一目瞭然でしょう。

より深く集中するには、脳が「フロー」の状態になるのがベストです。

これはアメリカの心理学者であるミハイ・チクセントミハイ氏が提唱した理論で、人間が最高のパフォーマンスを発揮できる理想的な脳の状態を指します。

フロー状態に入ると、緊張や不安から解放され、今やっていることが楽しくて仕方なくなります。

このことは、一流のスポーツ選手を見ていると実感できるでしょう。

2000年のシドニー五輪で金メダルをとったマラソンの高橋尚子さんは、42・195キロを走り、後ろから追ってきている選手がいる状況でも笑顔でゴールテープを切ったのが印象的でした。

つまり、ほかの人が見れば「つらくて苦しいだろうな」と思う場面でも、本人は心の底から楽しんでいるということ。

楽しいから目の前のことに集中できて、驚くほどレベルの高い集中力を発揮できるのです。

瞬間集中するから、長期の目標も達成できる

三つ目の「結果」は、仕事や勉強に取り組むからには、誰もが得たいと願っていることでしょう。

瞬間集中を積み重ねれば、長期的な目標達成も可能になります。

「短い集中だけでは、大きな結果を出せないのでは？」と思うかもしれませんが、むしろ逆です。

「今、この瞬間」に深く集中することの積み重ねこそ、〝やり抜く力〟に結びつくのです。

それを証明する代表的人物が、Ａｐｐｌｅ創業者のスティーブ・ジョブズです。

「はじめに」でもお伝えした通り、彼の瞬間集中力はすさまじいものでした。

まだマッキントッシュを開発する前、ジョブズはカリフォルニアにあるゼロックス社の研究所を見学しています。

そこで当時の最先端だったＧＵＩ（グラフィカル・ユーザー・インターフェース）を目にした彼は、瞬間的に集中力を発揮し、「これが未来を切り開くテクノロジーだ！」と見抜きます。

この研究所には、多くの科学者や技術者が出入りしていました。ＧＵＩの技術を目にした人は、彼のほかにも何百人、何千人といたはずです。

しかし、それが次世代コンピュータの開発につながる技術だと瞬間的に見抜いたのは、ジョブズだけでした。

彼がいかに目の前のことだけに深く集中していたかがわかります。

これがきっかけで、Ａｐｐｌｅが開発中だったパーソナルコンピュータにＧＵＩが採用され、マッキントッシュの誕生につながりました。

ジョブズは、「今、この瞬間」に深く集中することと、マッキントッシュ開発という一つの目標をやり抜くことを、見事に両立させてみたのです。

短時間の瞬間集中は、いわば「点」のようなものです。

でも、その点を積み重ねていけば、やがて1本の「線」になります。

たとえ1秒単位の集中でも、継続的に繰り返すことで、中長期に渡るプロジェクトを達成できるのです。

集中の対象が幅広い人ほど、イノベーションを生み出せる

さらに注目すべきは、ジョブズが瞬間集中する対象は、自分のビジネスに直結する物事だけに限らなかったことです。

彼はＩＴ業界の人間ですが、コンピュータやサイエンスだけでなく、哲学や禅の思想、音楽やアートまで、あらゆる対象に幅広く興味を持ったことで知られます。

きっと私と同じように、周囲から「飽きっぽい人だな」と思われることもあったでしょう。

しかし今の時代は、むしろ次から次へと集中の対象を切り替えられる人のほうが、仕事で大きな成果を出すことができます。

ジョブズに限らず、イノベーションを起こしたり、ヒット商品を生み出したりする人たちは、幅広い分野で瞬間集中しています。

一つのことに集中している時間は短くても、その瞬間に得た情報やスキルを自分の記憶の中から引っ張り出して、また別の場面でそのスキルを活かすことができます。

こうして、さまざまな場所で得た情報やスキルを自分の中で〝**統合**〟し、〝**復元**〟することで、また新たなフィールドで大きな結果を残すことができるのです。

象徴的なのが、「はじめに」でもご紹介した秋元康さんです。

みなさんもご承知のように、おニャン子クラブやＡＫＢ48など、時代を代表する人気アイドルグループをプロデュースし、美空ひばりさんの『川の流れのように』を始めとする数々の名曲を作詞し、『ザ・ベストテン』や『とんねるずのみなさんのおかげでした』などの人気番組で構成や企画を手がけた人物です。

さらには、ホラー小説を執筆したかと思えば、映画の監督・脚本にも挑戦するなど、ありとあらゆるジャンルに進出しています。

秋元さんが30年以上に渡りヒットメーカーとしての地位を保っているのは、一つひとつのことに深く集中し、さまざまなところで得た情報や幅広い経験で磨いたセンスを〝復元〟したり〝統合〟したりしながら、仕事や作品に反映しているからです。

北野武さんも、ピアノやタップダンス、絵画など、幅広い趣味で知られています。その一つひとつに集中した経験があるからこそ、芸人としても映画監督としても、超一流の作品や番組を生み出すことができたのは間違いありません。

革新的なサービスを続々と世に送り出しているGoogleは、社員に仕事以外の遊びや体験を大事にするよう勧めています。

「勤務時間の20%は、担当業務以外のことに使いなさい」という〝20%ルール〟はすっかり有名になりました。

Googleが企業として抜きん出た創造力を備えているのは、社員たちがあえて集中の対象をどんどん切り替え、そこから得たアイデアやヒントを仕事に活かすというサイクルを日々繰り返しているからです。

集中を〝復元・統合〟する具体的な方法については、第4章で詳しくお話ししますが、ここで知っておいてほしいのは、**集中の対象が短いサイクルで変わるのは決して悪いことではない**ということです。

「自分は集中が続かない」と悩んでいる人こそ、瞬間集中によって、人より高い成果を出したり、大きな仕事を成し遂げたりする可能性があります。

気が散りやすい人や飽きっぽい人ほど、ぜひ「自分は瞬間集中に向いているのだ」という自信を持ってください。

瞬間集中のコツ 02

興味のあることには次々集中しよう。そうすれば、結果はあとからついてくる

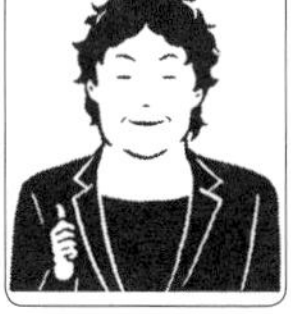

03

瞬間集中で脳がフル回転する

〝すぐやるトレーニング〟で「フロー」を呼び覚ます

集中の「質」を高めるには、脳を「フロー」の状態にすればよい。

前項でそうお伝えしました。

フローとは、脳が最高に集中した状態ですが、同時にとてもリラックスした状態でもあります。

不安や焦り、緊張、思い込みなど、行動の邪魔になる感情に、脳がとらわれていないので、目の前のことに全力で集中できるのです。

以前、アニメ監督の宮崎駿さんを取材したとき、宮崎さんの仕事ぶりは完全にフロー状態でした（ＮＨＫ『プロフェッショナル 仕事の流儀』２００６年３月27日放送）。

膨大な枚数の絵コンテを描くのは気の遠くなる作業ですが、宮崎さんはその１枚１枚に没頭していました。

なぜなら、描くことが楽しくて仕方ないからです。

このときの宮崎さんは、まさに「集中＋リラックス」を実現していました。

フローに入ると、「質」に加えて「スピード」もアップします。

瞬間集中を身につければ、最速かつ最高のパフォーマンスが出せるのです。

瞬間集中するための脳の回路は、前頭葉にあります。

よって、フローに入るには、脳の前頭葉を鍛えるのがポイントです。

前頭葉の回路は意外と単純なので、筋トレと同じように鍛えることができます。

何をすればいいかというと、「思い立ったらすぐ行動」です。

先ほど私は「やる気があろうとなかろうと、とにかく目の前のことに取りかかれ」と言いましたが、これこそが前頭葉を鍛える最良のトレーニングになります。

腹筋運動を毎日続ければ筋肉が鍛えられるように、「すぐ行動」の〝すぐやるトレーニング〟を繰り返すことで、脳がフローに入りやすくなるのです。

瞬間集中を左右する「促進要因」と「阻害要因」

もう一つ、前頭葉を鍛えるために知っておきたいことがあります。

それは、瞬間集中には「促進要因」と「阻害要因」が存在することです。

瞬間集中を促進する最大の要因は、「喜び」です。

嬉しいことがあると、脳内にドーパミンという報酬系の物質が分泌されます。

ドーパミンは前頭葉の働きを高め、「直前にやっていた行動が強化される」という「強化学習」の効果をもたらします。

つまり、勉強しているときにドーパミンが出れば、その行動が強化されて、「もっと勉強したい！」とより深く集中できるようになるのです。

ドーパミンを出すには、小さな成功体験を味わうのが一番です。

「企画書を10行書き進めたぞ！」

「今日は英単語を三つ覚えた！」

このような小さな喜びでかまいません。

大切なのは「何かを達成した」という喜びです。小さな喜びが積み重なれば、脳が最初からフロー状態で瞬間集中できるようになります。

一方、瞬間集中を阻害する大きな要因は「劣等感」です。

「どうせ自分にはできない」「やってもムダだ」と思い込んでいると、脳内でドーパミンは分泌されず、瞬間集中もできません。

ほかにも、焦りや嫉妬、挫折感といったネガティブな感情は、瞬間集中の邪魔になります。

でも、大丈夫。これも前頭葉を鍛えれば解決できます。

前頭葉には感情を抑制する働きがあるので、〝すぐやるトレーニング〟で瞬間集中を繰り返せば、ネガティブな感情もうまくコントロールできるようになります。

瞬間集中の促進要因を生み出し、阻害要因を取り除くためにも、やはり前頭葉を鍛えることが欠かせません。

前頭葉を鍛え、脳を瞬時にフル回転させることができれば、自分の持つ力を最大限に発揮できるのです。

瞬間集中のコツ03

小さな成功体験と〝すぐやるトレーニング〟で瞬時にフロー状態に入れるようになる

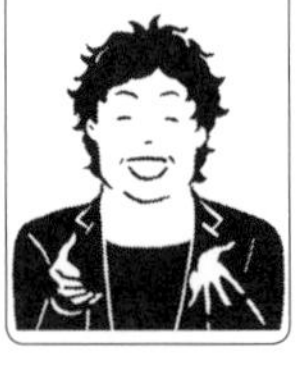

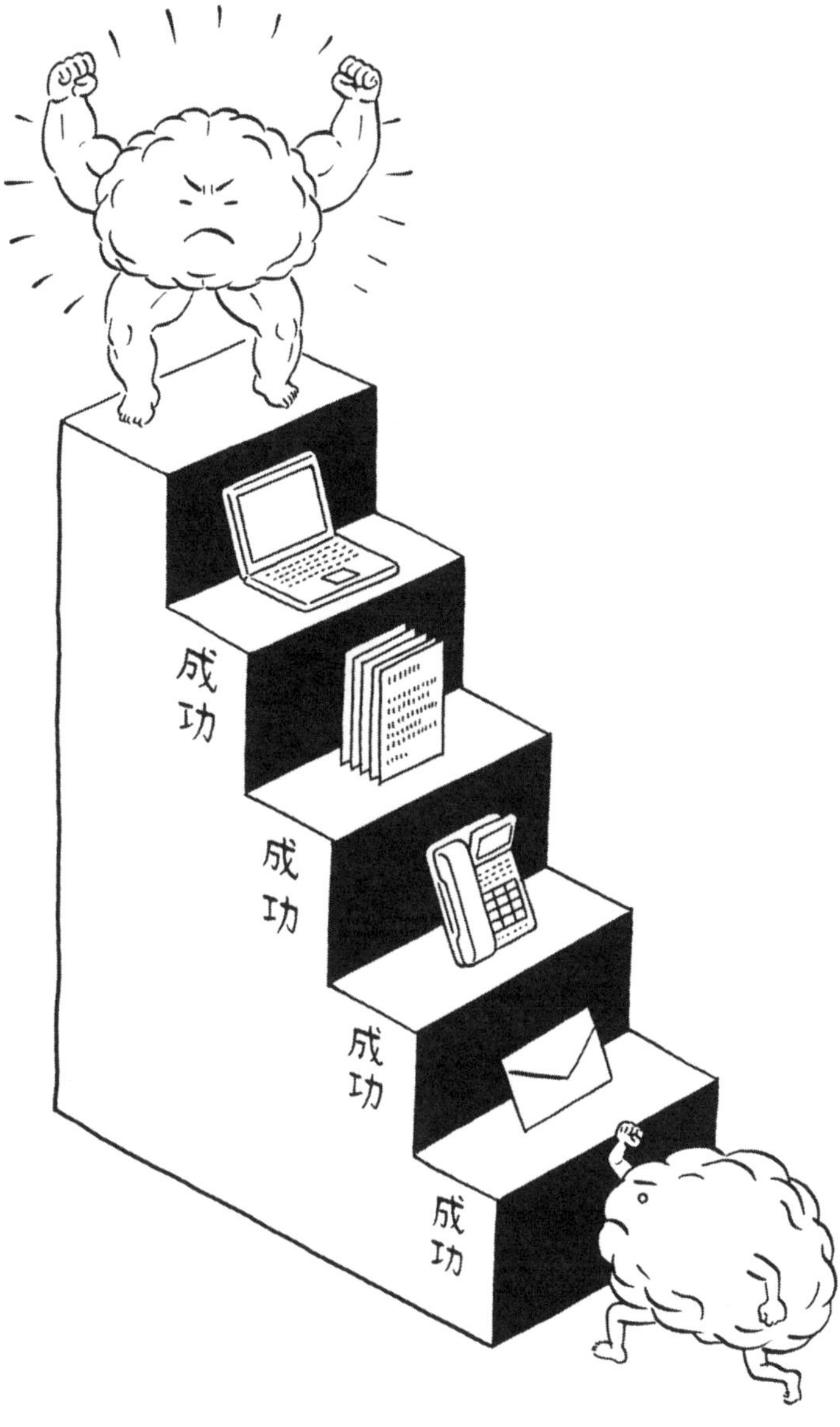
成功
成功
成功
成功

04

やるべきことが最速で片づく

04

脳が喜びを感じれば、生産性がアップする

今、日本企業における長時間労働が大きな問題になっています。

深夜までの残業が続いて体を壊したり、精神的に追いつめられたりと、働く人にとって長時間労働は何のメリットももたらしません。

だからこそ、瞬間集中を身につけて、最短最速で仕事をこなす必要があります。

日本のホワイトカラーの生産性が低いのは、「命令されたことに従う」という仕事のやり方をしているからです。

言われたことをただやるだけでは、脳は喜びを感じません。

つまり、瞬間集中を促進できないのです。

むしろ、「本当はやりたくないのに」「こんな仕事を押しつけるなんて」と不満やイライラを募らせ、ネガティブな感情ばかりが湧いてきます。

その結果、瞬間集中はますます邪魔され、夜遅くまでダラダラと仕事をすることになります。

これは裏を返すと、**脳が喜びを感じる仕事のやり方をすれば、生産性もアップして仕事が速く片づく**ということです。

第3章で詳しく説明しますが、喜びを感じるには、「自分の行動は、自分がコントロールしている」という実感を持つことが必要です。

誰かに言われたからやるのではなく、自分の頭で考えて判断した結果、「これをやる！」と決めたことなら、すぐに動き出せます。

自分が決めたことなら、やらされ感もありません。

自分で工夫しながら仕事をすれば、やり遂げたときに得られる達成感も大きくなり、脳が喜びを感じて、ますます仕事に瞬間集中できるようになります。

「やらされ集中」は時間のムダ

そもそも脳は1秒単位で「今、何をするか」を決めているのに、他人が長時間の集中を強制したところで、脳がその通りに働くはずがありません。

上司が部下に「今日は朝から晩までこの資料づくりだけに集中しろ」と命じても、

途中で集中が途切れたり、飽きてしまうのは当然です。

それよりも、脳の瞬間的な決断力を活かし、短時間ごとに区切って「今はこれをやる！」と決めたほうが、深く集中できます。

上司に命じられた資料づくりに10分間しか集中できないなら、集中の対象を一回切り替えて別のことに取りかかり、しばらくしてからまた資料づくりに10分間集中する。

こんなふうに、自分で工夫しながら集中のスイッチをうまく切り替えたほうが、集中できないまま1日中ボーッと机に向かっているより、結果的にずっと速く資料が完成するはずです。

やらされている仕事は生産性も低いですし、何よりも時間のムダなのです。

自分の時間もやるべきことも自分で管理し、瞬間集中に入ることができれば、時間をムダにすることもなくなります。

瞬間集中のコツ04

あなたの時間を1秒もムダにしないためにも、自分の時間は自分自身でコントロールしよう

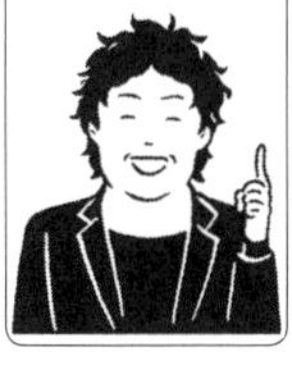

05

瞬間集中で時間の浪費がなくなる

超一流がやっている「ノー残業スタイル」とは？

私はプロ野球が好きで、よく観戦します。

そのときいつも印象に残るのが、試合が終了した瞬間に、選手たちがすぐさま帰り支度を始めることです。

試合に勝っても負けても、さっさとグラウンドをあとにする。これは、どのチームも同じです。

私も子どもの頃は、「もう少し名残惜しそうにすればいいのに」と思ったものですが、今ならその理由がわかります。

選手たちは試合の間、それだけ深く集中しているからです。

試合終了の瞬間までは、プレーに集中してベストを尽くす。しかし、それが終われば集中からサッと抜け出し、あとは自分の時間を楽しく過ごす。

それが、瞬間集中のプロである一流選手にとっては、当たり前なのです。

瞬間的に集中できる人は、瞬間的に集中から抜け出すこともできる。

これは非常に重要な事実です。

日本のホワイトカラーが夜遅くまでダラダラ働いてしまうのは、集中するまでの時間もダラダラ過ごしているからです。

瞬間集中できる人は、合理性や効率性を徹底的に追求できる人でもあります。

プロ野球選手の目的は、試合中に最高のプレーをして、結果を出すことです。

そのためにできる努力はすべてやりますが、目的の達成に関係ないムダなことには、1分1秒も時間を使わないと割り切っているのです。

そして試合が終わったら、飲みに行って楽しく過ごしたり、マッサージや整体へ行って体をケアしたりと、自分のために時間を使います。

一流のプロ野球選手は、派手に遊ぶ人も多いことで知られますが、過密スケジュールのシーズン中にそれができるのも、瞬間集中のスイッチを切り替えるのがうまいからです。

1分、1秒もムダなく有効活用する

ビジネスパーソンや学生も、本来の目的はプロ野球選手と同じはずです。

決まった時間内に最高のパフォーマンスを出すのが目的であり、それ以外のことに貴重な時間を浪費する必要はありません。

ところが実際は、業務時間が終わっても、なんとなくダラダラと会社に居続けてしまう人が多くいます。

その結果、プライベートの時間は削られ、趣味を楽しんだり、友人や家族と過ごしたりする時間は失われるばかりです。

でも、本当にそれでいいのでしょうか？

私はよく「毎日忙しいのに、なぜそんなに楽しそうなんですか？」と聞かれます。

それは仕事だけでなく、興味のあることや好きなことを思う存分やれているからだと思います。

行く先々でおいしいご飯を食べることや、ランニングすること、寝る前にコメディを見ることなど、仕事以外にも自分の好きなことを思い切り楽しんでいます。

瞬間集中の技術を身につければ、今まで浪費してきた時間をもっと自由に使えます。

仕事以外のプライベートが充実するのはもちろん、そこで得た経験や知識を〝復元・統合〟すれば、仕事や勉強にも活かすことができます。

人生のすべての時間を、ムダなく有効に活用できるのです。

そうなれば、あなたの人生は、これまでの何倍も充実するはずです。

瞬間集中のコツ 05

1秒もムダにしないためには、集中スイッチの切り替えも一瞬で!

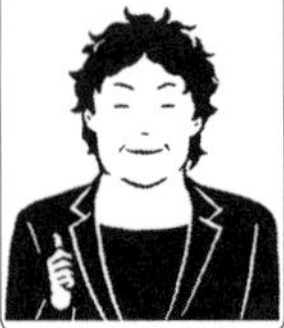

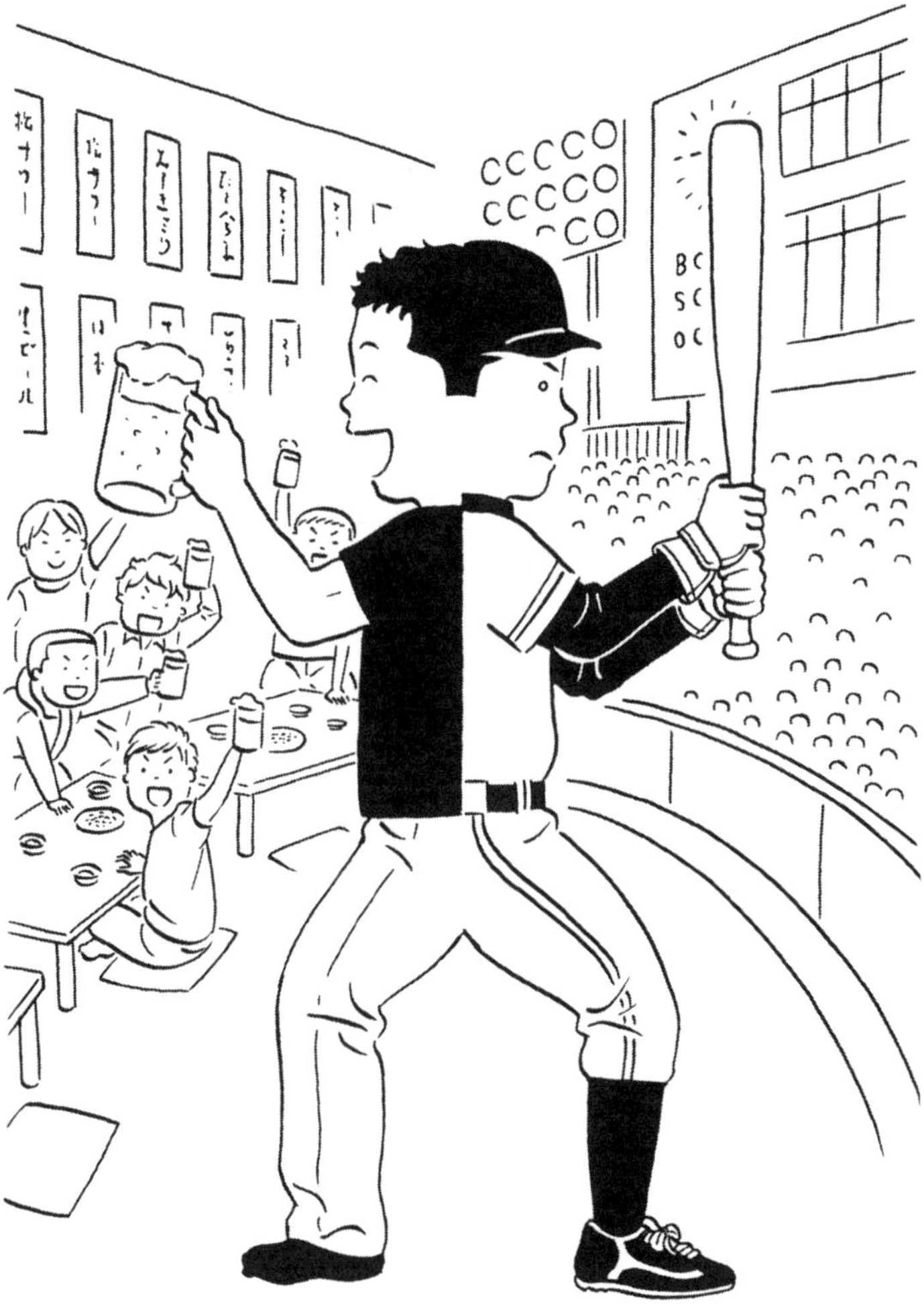

06

「瞬間集中脳」とは、何かに夢中になる脳

「好き」を極めた瞬間集中のプロ

とてつもない瞬間集中の持ち主として思い浮かぶのが、棋士の羽生善治《はぶよしはる》さんです。

以前、あるテレビ番組で、羽生さんの集中力を検証したことがありました。

詰将棋を15秒以内で答えてもらうつもりだったのですが、なんと羽生さんは将棋盤を見た瞬間、「できました」と言ったのです。

なぜそれほど短い時間で解けたのかと聞かれた羽生さんは、「盤を見た瞬間、最終手が見えたんです」とこともなげに答えました。

まさに、すさまじいほどの瞬間集中力です。


なぜ羽生さんがそれほどの瞬間集中を身につけたかといえば、答えは簡単です。

それは「将棋が好きだから」。

羽生さんが小学生の頃に通っていた将棋クラブで、将棋の指し手について夢中になってしゃべり続けるあまり、座っていたカウンターに足が挟まって抜けなくなったことがあるそうです。

周囲の大人たちが気づいて大騒ぎになりましたが、本人は足が挟まっていることにまったく気づいていなかったというからすごい話です。

つまり、ほかのことがまったく頭に入らず、そのことしか考えられないくらい、将棋が大好きだったということです。

好きなことをやれば、脳は喜びを感じます。

だから瞬間集中が促進され、すぐフローに入れるようになるのです。

小さな目標でも喜びは見いだせる

「そう言われても、自分は今の仕事が好きじゃないし……」

そう思う人も多いでしょう。

しかし、どんな仕事にも喜びはあります。

大事なのは、それを見つけられるかどうかです。

東京・銀座にある寿司店「すきやばし次郎」は、ミシュランで三ツ星を獲得し、アメリカのオバマ元大統領が訪れたことでも知られる名店です。

その店主であり、世界中の料理人から尊敬を集める小野二郎さんは、もともと好きで寿司職人になったわけではありませんでした。

家庭の事情で7歳のときに料理店に奉公に出された小野さんは、下働きをしながら料理の技術を身につけました。もしクビにされたら飢え死にするしかないので、生きるために必死で目の前の仕事に取り組んだと言います。

そして40歳のとき、独立して構えた店が「すきやばし次郎」でした。

なぜ寿司屋かといえば、開業するのに資金が少なくて済んだからです。

つまり、料理の道に入ったのも、寿司屋を開いたのも、特に「好きだから」というわけではなかったということです。

それでも小野さんが世界一の寿司職人になれたのは、目の前の仕事に深く集中し、「どうすれば最高の仕事ができるか」を考え抜いたからです。

自分で努力や工夫を重ね、昨日より今日、今日より明日と、少しずつでも自分の腕が上がっていくのを実感できれば、そこに喜びが生まれます。

たとえ好きで始めたことではなくても、集中力を発揮して仕事を掘り下げていけば、そこに必ず楽しさやおもしろさを見いだすことができる。

小野さんの生き方は、そのことを教えてくれます。

「集中の型」はもう身についている

私は中学や高校で講演する機会が多いのですが、学生たちから「自分は集中力がなくて、なかなか成績が上がりません」と相談を受けます。

ところがよくよく話を聞いてみると、「アニメやゲームなら何時間でも集中できる」と言います。

しかも、その知識量たるや半端ではありません。制作スタッフの情報や声優のプロフィールなど、本当によく知っているものだと感心します。

好きなことなら集中できるし、そのための知識はいくらでも学ぶことができる。

つまりこの子たちは、「集中の型」をすでに身につけているのです。

ノウハウはわかっているのだから、あとはそれを勉強に応用すればいいだけです。

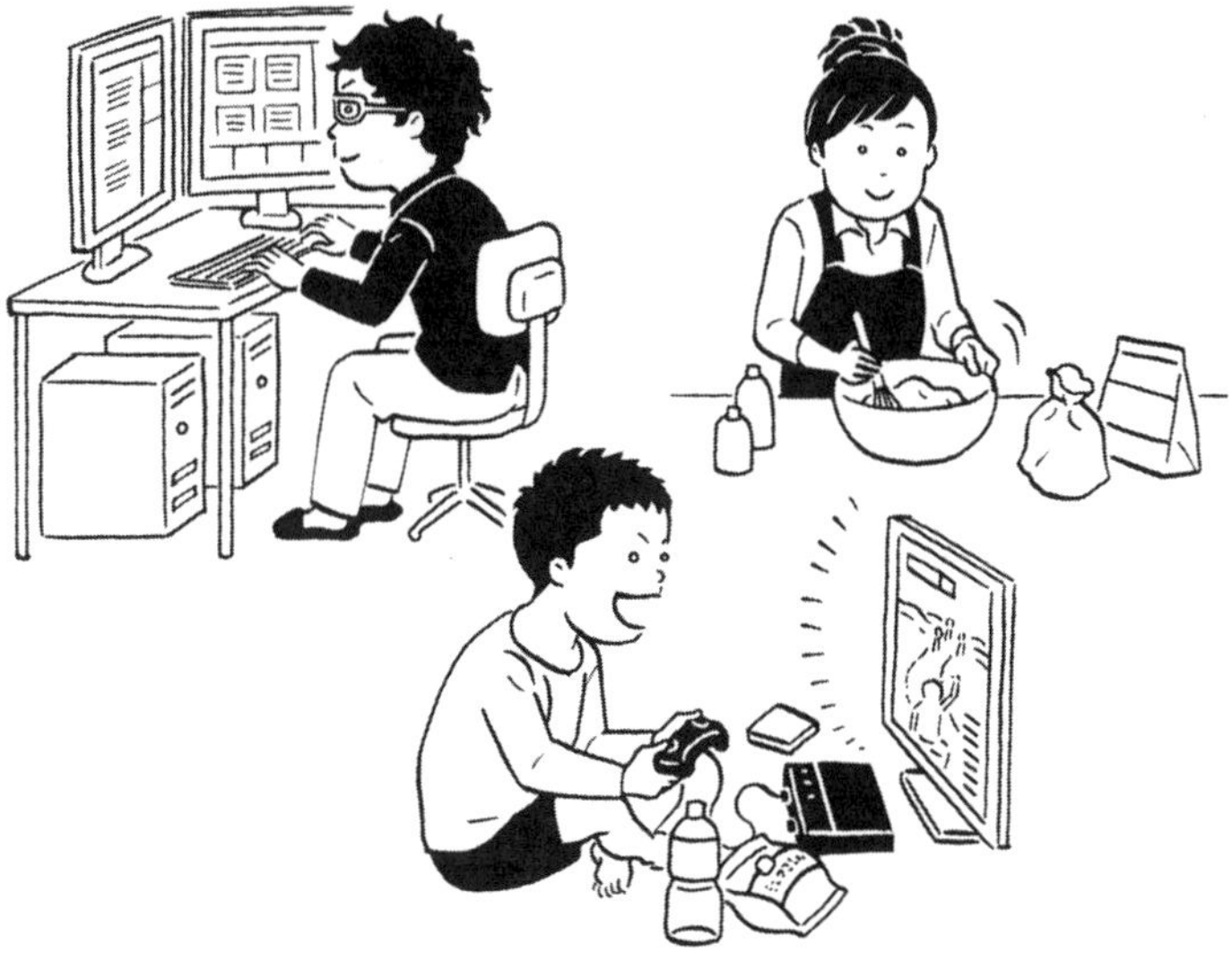

前述した通り、**集中力はほかのことにも応用可能**です。

そのことを知らないから、多くの人は「自分はゲームには集中できるけど、仕事や勉強には集中できない」と思い込んでしまうのです。

実業家の堀江貴文さんは、中学時代にコンピュータに夢中になり、勉強なんかどうでもよくなった時期があるそうです。

成績は下がる一方で、とうとう学年でビリから3番目まで落ち込みました。

しかし、高校3年生の夏に東大を目指すことに決めた堀江さんは、戦略を立てて受験勉強を始め、東大に現役合格しました。

つまり彼は、**コンピュータで学んだ「集中の型」**

を、そのまま勉強に応用したわけです。

私にも、似たような経験があります。

私はバリバリの理系だと思われがちですが、実は東京大学の理学部を卒業したあと、東京大学法学部に学士入学しています。

きっかけは、当時好きだった女の子が他大学の法学部の学生と付き合い始めたことにショックを受け、「自分も法学部に入って見返してやる！」と心に誓った……という情けない理由ではありますが、それを思い立ったのは9月頃。学士入学の試験は、翌年1月です。

それまで法律はまったく勉強したことがなかったのですが、大学を受験したときや東大の理学部で研究していたときに集中の型は学んでいたので、それを応用すれば学士入学のための勉強に集中するのは難しくありませんでした。

だから、わずかな準備期間で法学部に合格できたのです。

このように、「集中の型」をいったん身につけてしまえば、あらゆることに使い回しができます。

「生まれてから一度も集中したことがない」という人はいないはずです。

気づいていないだけで、あなたも「集中の型」は学んでいるのです。

瞬間集中の回路は誰でも持っているのですから、あとはそれをフル活用するコツを知れば、仕事や勉強にもすぐ集中できるようになります。

第2章からは、そのための具体的なテクニックを紹介しましょう。

一つずつでも実践していけば、あなたも必ず瞬間集中の達人になれます。

瞬間集中のコツ 06

気づいていないだけで、誰でも何にでも好きなことと同じように集中できる

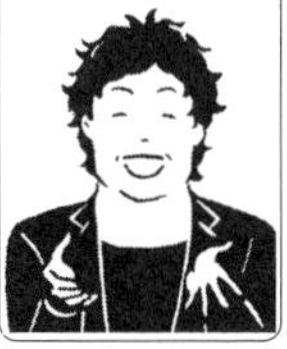

第2章

「瞬間集中」を生み出す6つのコツ

——脳を「脱抑制」して、思い込みから解放されよう

07

トップスピードで脳を稼働させよ

脳はロケットスタートを嫌がらない

私が毎朝、目覚めた瞬間から連続ツイートを始めると聞くと、たいていの人はびっくりしてこう質問します。

「人間の脳は、そんなにすぐ動き出せるのですか？」

答えは、イエスです。

しかも、いきなりトップスピードで走り出すことができます。

「準備運動もなしにフル回転させるなんて、脳に負担がかかるのでは？」と思うかもしれませんが、そんなことはありません。

私たちの脳は、いきなり集中することを嫌がったりはしないのです。

よく「時計の長い針が12時を指したら始めよう」「デスクの上を整理して、コーヒーを飲んでから仕事に取りかかろう」などと考えがちですが、条件が整わないと脳が集中できないということはまったくありません。

もしあなたがトップスピードを出すまでに時間がかかっているとしたら、それは単に「集中するには準備や段取りが必要だ」と思い込まされているだけです。


私は小学5年生のとき、初めて生でタイガー・ジェット・シンの試合を見ました。若い人は知らないかもしれませんが、当時大人気だったプロレスラーです。

彼こそまさに「いきなりトップスピード」の体現者でした。

リング上ではまだ花束贈呈が行われているのに、何の前置きもなくタイガー・ジェット・シンが乱入し、対戦相手だったアントニオ猪木に殴りかかったのです。

そこから場外乱闘が始まり、会場はあっという間に興奮の渦に巻き込まれたのですが、今にして思えば、彼は会場に入って来た瞬間からロケットスタートして、集中力を発揮していました。

考えてみれば、「やるか、やられるか」という真剣勝負の場では、段取りだの前置きだのと悠長なことは言っていられません。

坂本龍馬が近江屋で襲撃された瞬間も、トップスピードで応戦したはずです。

「今から鍋をするので、30分ほど待ってもらえませんか。食べ終わったら、戦う準備をしますので」と言うことなどあり得ないでしょう。

もともと日本古来の武道には、「居合」という技術があります。

一瞬で刀を抜き、目にも留まらぬ速さで相手にとどめを刺すという一連の動作は、「いきなりトップスピード」のお手本みたいなものです。

このように、勝負の世界で生き抜き、結果を出している人たちは、段取りや前置きを必要としません。


ムダな時間や手順は一切省いて、脳をロケットスタートさせているのです。

開始後1秒でエンジンをかける

真剣勝負といえば、お笑いやバラエティの世界も同じです。

「エンジンがかかるまで待ってください」などと言うことは許されず、カメラが回った瞬間から全力で場を盛り上げ、観客や視聴者を笑わせなくてはいけません。

歌手でタレントとしても活躍していたやしきたかじんさんは、一瞬でトップスピードに入る達人でした。

私が番組にゲスト出演したときも、スタジオに入って来たたかじんさんは、その瞬間からあのテンションで勢い良くしゃべり始めました。

一応、台本はあったのですが、そんなものは完全に無視。怒濤のごとく話し始めて、一瞬のうちにスタジオは本番ならではの良い緊張感に包まれました。

スタッフによれば、この回に限ったことではなく、たかじんさんの集中力とスピード感は毎回変わらないそうです。

それに対し、日本の会議や講演会ほど、前置きが長いものはありません。

来賓の偉い人たちが一人ひとり紹介され、「ではひと言、ご挨拶を」と言われると、どうでもいい世間話や自慢話が延々と続きます。

これほどムダな時間はないのですが、日本ではすっかり当たり前のことになっていました。

それを打ち破り、日本人に衝撃を与えたのが「TED」のプレゼンテーションです。

登壇したスピーカーは、開始1秒でズバッと本題に入ります。

つまらない前置きはなく、瞬間的にトップスピードに入り、本当に重要な

ことに絞って話すので、聞き手もぐいぐい引き込まれます。

話し手も聞き手も瞬間集中する場というのは、日本ではなかなか体験できないものです。

最近は多くの日本人がＴＥＤの動画を見るようになり、ようやく「あれ？　もしかしたら、プレゼンやトークに段取りや前置きはいらないんじゃないの？」と気づく人が増えてきました。

思い込みから解放されれば、誰でも瞬間トップスピードで行動することができます。ＴＥＤのスピーカーも、別にやる気があるとかトークスキルが高いというわけではありません。

単に「ＴＥＤのプレゼンは本題から入るものだ」と思っているから、自分もその通りにしているだけです。

07

脳にブレーキをかけてはいけない

「段取りや準備をしなければいけない」

そう思うこと自体、脳の集中を阻害する要因になります。

「〜しなければならない」という考え方は、瞬間集中を邪魔してしまうからです。

ランニングをするとき、よく形から入る人がいます。

「機能性ウェアじゃなきゃダメ」「○○モデルのシューズがいい」などと服装やグッズにこだわり、身支度を整えるのに時間をかけますが、そういう人ほど長続きしません。

私は毎日ランニングをしていますが、服装なんか適当です。とりあえず動きやすいTシャツとパンツと靴さえ身につけたら、いきなり走り出します。

メキシコの山岳地帯に住む先住民族のタラウマラ族は、常に走って移動することから「走る民」として知られています。

通信手段が発達していないので、ほかの場所に住む人たちと交流するには、走るしかありません。なかには、500キロや700キロを休まず走る人もいるほどです。

そして彼らも「いきなりトップスピード」です。

準備運動もストレッチもせず、いきなり走り出します。しかも足元は、高機能とはほど遠いサンダル履きです。

それでもケガをせず、目的地まで一気に走り抜けるのです。


私が文章を書くときも、段取りは一切なしです。

ツイッターやブログ、エッセイなど、毎日大量の文章を書いていますが、いずれもパソコンやスマホを前にした瞬間から、いきなり書き始めます。

書く前に考えをまとめたり、内容を練ったりすることはありません。

「10分で原稿を書く」と決めたら、その10分間は手が一瞬たりとも止まることなく、文字を書き綴っています。

最近は小説も書きますが、フィクションでさえパソコンに向かった瞬間から書き始めます。

なぜそんなことができるのかと言えば、**脳を「脱抑制」しているから**です。

「〜しなければならない」という決まりやルールを押しつけられると、脳の働きは抑制されてブレーキがかかります。

「文章を書くには、段取りをしなければならない」と思い込むから、本当に手が動かなくなってしまうのです。

でも私は、「文章はいきなり書き始めるのが当たり前だ」と考えることで、抑制を外しています。

実際のところ、フローに入れば無意識の中にあるものが自然と頭の中に湧き出してくるので、いちいち考えて内容をひねり出さなくても書き続けられます。

水道の蛇口をひねれば、何もしなくても勝手に水が流れ出るのと同じイメージです。

段取りから解放されることが、瞬間集中の第一歩

段取りなしで文章が書けるのは、私に特別な能力があるからではありません。

英語には「Thinking out loud」という表現があります。

直訳すると「口に出して考える」、つまり「自分の考えていることをそのましゃべる」ということです。

こんな表現があるということは、海外の人たちはそれをごく普通に実践しているということです。

同様に、研究者の間では「トークスルー」という習慣があります。

これは「自分の考えをまとめるために、思いつくまま話す」ということです。

一般の人たちは「考えをまとめてから話す」のが普通だと思っていますが、研究者や科学者のコミュニティでは、まったく逆のことが常識となっているわけです。

だから私も、「頭の中のことをそのままアウトプットする」という行為を、ごく当たり前のことだと思っています。

脳を「脱抑制」すれば、段取りからも簡単に解放されるということです。

誤解してほしくないのですが、私はお気に入りのランニングウェアを身につけたり、仕事の前にコーヒーを飲むこと自体を否定しているわけではありません。

「お気に入りのウェアを着ると、テンションが上がって楽しく走れる」ということもあるでしょう。それ自体は悪いことでありません。

避けるべきなのは、**段取りに縛られてしまうこと**です。

「このウェアがないと、自分は走り出せない」と決めつけてしまうと、それがない環境では走れないし、毎回準備する時間もかかります。

「仕事の前にコーヒーを飲む」といった習慣も、行為そのものがいけないのではありません。

私も仕事の合間にコーヒーを飲んだり、疲れたらチョコレートを食べたりすることはよくあります。

問題は、それが段取り化してしまうことです。

「コーヒーを飲まなければ、仕事に取りかかれない」と意識づけされてしまうと、それが脳にブレーキをかけてしまいます。

段取りを踏むというひと手間が、脳がアクセルを踏み込むのを邪魔して、トップスピードに入るまでに時間を費やしてしまうのです。

まずは段取りから解放されることが、「瞬間トップスピード」を実現する第一歩だと心得てください。

瞬間集中のコツ07

日本人特有の段取りや前置きは今すぐ捨てて、脳をロケットスタートさせよう！

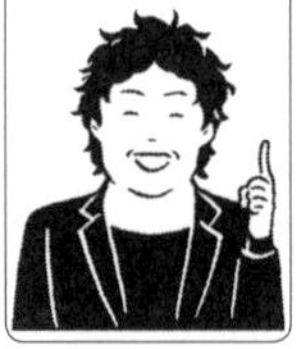

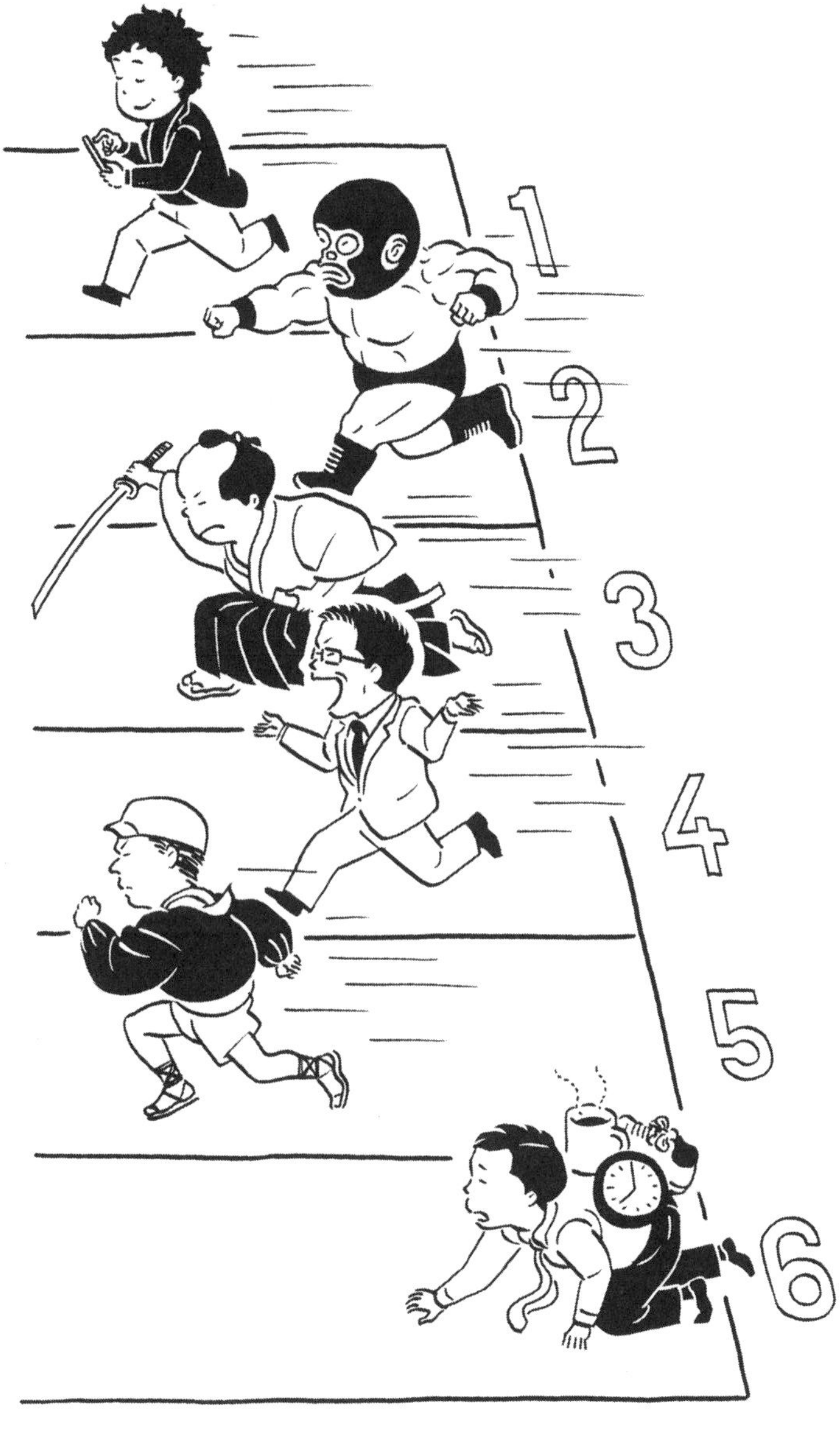
1
2
3
4
5
6

08

1%に集中し、99%は捨てる

集中とは脳の「断捨離」である

瞬間集中とは、いわば「脳の断捨離《だんしゃり》」です。

第1章でもお話しした通り、一つのことに集中すると、脳の活動領域は絞り込まれます。

一部だけが活発に働き、あとの領域は省エネモードに入り、余計な活動はしない。

これが瞬間集中に入ったときの脳の状態です。

つまり、**何か一つに集中するということは、「ほかの99%は切り捨てる」ということ**になります。

断捨離するには、「何が必要で、何を捨てるべきか」を判断しなくてはいけません。

瞬間集中できない人は頭の中が散らかった状態なので、その判断ができません。

よって、まずは脳の中を整理整頓し、「何から集中すべきか」の優先順位をつけることが必要です。

「自分はこれだけに集中する！」と決めて、ほかのことは捨ててしまえば、瞬間集中に入りやすくなります。

ＴＥＤのスピーカーが瞬間集中できるのも、壇上に上がった瞬間、本題について語ることだけに集中し、ほかの話はしないと決めているからです。

そう考えると、瞬間集中ほど効率的な仕事や勉強のやり方はありません。

「今はこれさえやれば、あとのことはやらなくていいんだ！」

脳がそう割り切ってしまえば、一つのことにより深く集中できて、集中の質も高まります。

しかも使っていない脳の領域はお休みモードなので、とてもラクだし、リラックスできます。

私も朝起きた瞬間からトップスピードで集中しますが、１日が終わる頃になってもまったく疲れを感じません。

脳が余計な労力を使わなくていいのですから、それも当然です。

脳を断捨離し、活動領域を絞り込むには、前頭葉の行動抑制機能である「GO／NO - GOシグナル」を使います。

「GOシグナル」は状況に応じて適切な行動を起こす役割があり、「NO - GOシグナル」は状況に応じて適切に自制する役割を持ちます。

たとえば、「パソコン画面に赤いランプが点灯したら、ボタンを押す。青いランプが点灯したら、ボタンを押してはいけない」といった課題を脳に与えます。

このとき、赤いランプが点灯したら「GO」のシグナルが、青いランプが点灯したら「NO - GO」のシグナルが脳神経系に伝わります。

赤・青それぞれのランプに素早く反応してボタンを押すことができれば、その人の「GO／NO - GOシグナル」は正常に働いているということです。

瞬間集中するには「やる＝GOシグナル」ももちろん重要ですが、それと同じくらい「やらない＝NO - GOシグナル」の働きも大事です。

数多くある課題の中で一つのことには「GOシグナル」を出し、それ以外のものには「NO - GOシグナル」を出すことができれば、目の前のことだけに瞬間集中できるようになります。

1秒ごとに「今はこれだけ」と絞り込む

「目の前にやるべきことが山ほどあるのに、一つのこと以外捨ててしまって大丈夫?」

そう不安に思うかもしれません。

でも、まったく問題ありません。

「捨てる」というのは、あくまでもその瞬間のことです。

脳は1秒単位でやることを決めているのですから、「今この瞬間はAに集中して10分後にはBに集中する」といったように集中の対象をどんどん切り替えれば、1日や1週間といったスパンでは、やるべきタスクをちゃんと消化できます。

捨てるという表現に抵抗があるなら、シンプルに**「ほかのことはあとでやる」と考えればよい**でしょう。

堀江貴文さんが高校3年生のときに受験勉強に集中し、東大に現役合格したときも、その瞬間だけは友人と麻雀やビリヤードで遊ぶことをやめて、「受験勉強だけ」に絞り込んだということです。

堀江さんはご自身の道を切りひらくために、「受験勉強以外はあとでやる」という選択をしたのでしょう。

瞬間集中に入りやすくするためには、この「あとでやる」という選択肢を持つことが大事です。

やるべきことがたくさんあるからこそ、あれもこれもと中途半端に手を出すのではなく、「今はこれだけやればいい」と絞り込むことが不可欠なのです。

瞬間集中のコツ08

「ほかのことはあとでやる」という選択肢を持つと、目の前のことだけに瞬間集中できるようになる

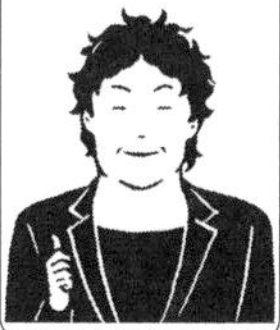

09

すきま時間にも脳を熱狂させる

人間の脳はやっぱり飽きっぽい

毎日のスケジュールをこなしていると、ふとした「すきま時間」ができることがあります。

電車の待ち時間や移動時間、待ち合わせ場所で相手が来るまでの時間、打ち合わせと打ち合わせの合間など、ちょっとした空き時間は1日のうち何度もできるはずです。

この時間を、特に何もせずぼんやり過ごしている人は多いかもしれません。

しかし、それは非常にもったいない！

たとえ5分や10分でも、タスクに集中できれば、その分仕事は速く終わります。

「5分程度じゃ、たいしたことはできないでしょ？」と思うかもしれません。

しかし、脳の瞬間集中力は私たちが思う以上に優れています。

1秒単位で時間を認識している脳にとって、5分や10分はむしろ〝長時間〟。

その間にできることは、いくらでもあると考えてください。

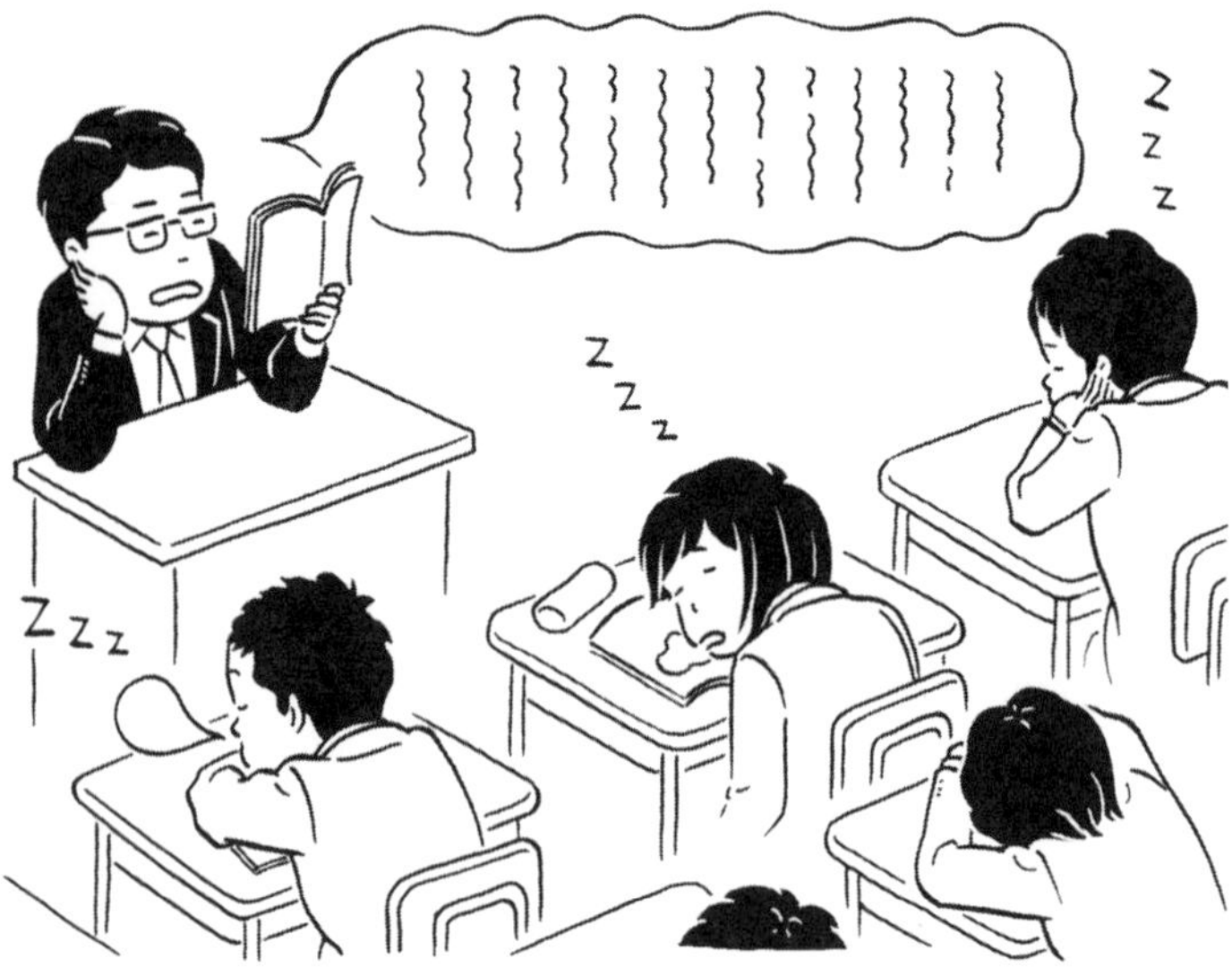

瞬間集中を高めるコツは、脳の「飽きっぽさ」を逆手にとることです。

私自身が飽きっぽい性格であることはたびたびお話ししてきましたが、もともと人間の脳には飽きっぽいところがあります。

「次はこうなるだろうな」と簡単に予測できるものや予定調和的なものには、興味を示さなくなる性質があるのです。

「本日はお日柄もよく……」といった定型文ばかりが並ぶスピーチや、先生が教科書を読み上げるだけの授業に飽きてしまった経験は、誰にでもあるでしょう。

こうした何の意外性もないものに、脳が飽きてしまうのは当然なのです。

これは、「人間の脳は、新しいことや『この先何が起こるかわからない』という状態を好む」ということでもあります。

つまり**「飽きっぽい」というのは、人間が好奇心旺盛であることの裏返し**なのです。

飽きっぽさは、人工知能にはない人間特有の性質です。

誰かに命じられるまま、何時間も飽きずに同じことをただやり続けるなら、その人はロボットと同じになってしまいます。

せっかく持って生まれた能力なのだから、これを活用しない手はありません。

「偶有性」で脳を瞬時に引き込む

飽きっぽい一方で、脳は「これだ」と思ったものには、瞬時に集中する性質を持っています。

これを**脳の「引き込み現象」**と呼びます。

脳が特に強い関心を示すのは、予測できる部分とできない部分のバランスがとれた「偶有性《ぐうゆうせい》」のあるものです。

もともと脳は、偶有性を前提に動作が設計されています。

ですから「この問題には、何か予測できない要素が含まれていそうだ」と敏感に感じ取り、これからやって来る未知の状況に適応しようと集中します。

そのため、**瞬間集中を繰り返すには、集中の対象をコロコロ変えて、どんどん新しいことをやればいい**のです。

目の前の課題に飽きてしまったらすぐに別の課題に移りましょう。

やるべきことが多い中で、何度も何度も集中の対象を変えていけば、何か一つには「これだ！」とハマるものがあるはずです。

脳の「新しいことを好む」という性質を利用し、次々に脳をワクワクさせていけば、どんなものにでも瞬間集中できるようになります。

この「引き込み現象」を使えば、すきま時間をフル活用できます。

長い会議が終わって5分のすきま時間ができたら、メールの確認や最新ニュースのチェックなど、これまでとはまったく違うモードの作業に取りかかれば、脳はすぐ集中に入ります。

私が会議やテレビ収録などの合間や、移動中でも何かしら手を動かして作業をするのはそのためです。

あるいは、デスクで作業する合間に、あえて席を立って上司や他部署の人への報連相を済ませるのもいいでしょう。

「一人での作業→他人とのコミュニケーション→一人での作業」と次々にモードを切り替えることで、デスクに戻ってもまたすぐに集中できます。

あえて集中の対象に振り幅をつくることで、偶有性が生まれて、脳はますます瞬間集中しやすくなるのです。

瞬間集中すれば、秒単位のすきま時間でも有効活用できます。

「たった5分」などと思わず、むしろ「瞬間集中のチャンスが来た」と考えて、細かいタスクをどんどん片づけてしまいましょう。

瞬間集中のコツ 09

短いすきま時間でも、脳の引き込み現象で、仕事はあっという間に片づく

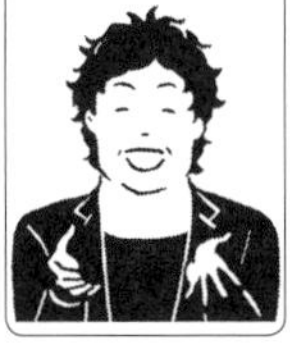

10

脳はノイズが大好物

「静かな場所でないと集中できない」はウソ

小中学生向けの講演で、私がいつもアドバイスすることがあります。

「どこで勉強するの？　居間《いま》でしょ！」

これは決して、単なるダジャレではありません。

静かな子ども部屋よりも、家族のおしゃべりやテレビの音が聞こえる自宅のリビングで勉強したほうがいいですよ、ということです。

「静かな場所でしか集中できない」というのは、本当の意味で集中力が高いとは言えません。**集中力が高い人は、ノイズに強い人でもある**のです。


このことを、中学生と一緒に実験したことがあります。

ある学生に「1分間でこれを記憶して」と課題を与え、その間、私とほかの学生たちはすぐそばで雑談します。

本人が一生懸命覚えようとしているときに、「最近、部活どう？」「どんなアニメにハマってるの？」などと、何の関係もないおしゃべりをするわけです。

これを何人かの学生で試したところ、結果は真っ二つに分かれました。

集中して課題を記憶できた学生は、まったく雑談の内容が聞こえていませんでした。周囲がいくら騒がしくても、それが耳に入らないくらい集中していたのです。

一方、集中できず課題を覚えられなかった学生は、私たちが話した内容が全部聞こえていました。

このように、**「ノイズに強い人は、集中も得意」**という関係が成り立ちます。

適度なノイズが前頭葉を鍛える

もともと脳には、「ノイズ」と「シグナル」を区別する機能があります。

飲み会など人が大勢集まるガヤガヤした場所にいても、自分が話している相手の声ははっきり聞こえるものです。

これを「カクテルパーティー効果」と言います。

人間の脳は、たくさんの音（＝ノイズ）に囲まれていても、その中から必要な情報（＝

シグナル）だけを認識できるのです。

この機能をより強化するには、**あえて適度なノイズのある環境に身を置き、脳の前頭葉を鍛えるのが効果的**です。

瞬間集中に使う背外側前頭前野《はいがいそくぜんとうぜんや》という部位にとって、ノイズという負荷をかけることは、とても良いトレーニングになるからです。

私が子どもたちに居間での学習をすすめるのも、それが理由です。

みなさんも、イチロー選手が打席に立つ様子を思い浮かべてみてください。

日本のプロ野球であれメジャーリーグであれ、球場はノイズが渦巻く場所です。観客たちが好き勝手に応援したりヤジを飛ばしたり、大音量で音楽が流れたりと、一瞬たりとも静かになることはありません。

その中でバッターボックスに立ち、投手との対戦に瞬間集中できるのは、イチロー選手がとてつもなくノイズに強いからです。

おそらくイチロー選手は、どんなヤジやコールが球場に飛び交っているか、まったく耳に入っていないはずです。

これはイチロー選手が常にノイズのある環境に身を置き、前頭葉の集中回路を鍛え抜いてきたからこそです。

脳が喜ぶノイズとは？

せっかく前頭葉を鍛えるなら、脳が喜ぶノイズを与えてあげましょう。

前項で「脳の働きは偶有性を前提としている」とお話しした通り、**脳は予測不可能なことが大好き**です。

音楽を聴きながら仕事や勉強をするのは良いトレーニングになりますが、ヘッドフォンをして好きな音楽だけを聴くのはおすすめしません。自分で選曲した音楽は、予測可能なものであり、ノイズにならないからです。

音楽を聴くなら、ラジオがおすすめです。

さまざまなジャンルの音楽がランダムにかかるので、良質なノイズになります。

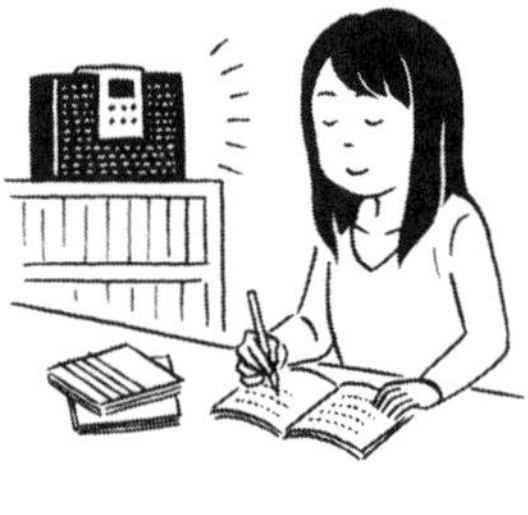

スマホやｉＰｏｄで音楽を聴くにしても、シャッフル機能を使うなどして、次の曲が予測できない状態にしてください。

職場環境もトレーニングに有効活用しましょう。

「隣の席の同僚がおしゃべりばかりする」

「上司がちょくちょく話しかけてくる」

そんな環境を「うるさくて集中しにくい」とネガティブにとらえるのではなく、**「前頭葉を鍛えるのにうってつけの職場」とポジティブにとらえられれば、瞬間集中に入りやすくなります**。

「ノイズは邪魔なもの」という思い込みは捨て、場所を選ばず瞬間集中できる脳をつくりましょう。

瞬間集中のコツ10

うるさい場所こそ、「瞬間集中力」を鍛えるうってつけの場所と考えよう

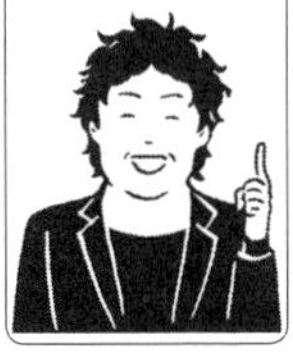

11

ToDoリストは手帳やメモに書かない

手帳やメモでは変化のスピードに対応できない

あなたは「ToDoリスト」をどのように管理していますか？

きっと大半の人は、手帳やメモに書き出していると思います。

では、実際にそのリストを計画通りに処理できているでしょうか。

「それがなかなか難しくて……」

そう悩んでいる人が少なくないはずです。

これは極めて当然のことだと思います。

なぜなら、**いったん紙の上で整理しても、仕事をするうちにどんどん状況が変わるからです**。

突然上司から急ぎの仕事を頼まれたり、お客様からのクレーム対応に駆り出されたり、同僚や部下から相談ごとを持ちかけられたりと、想定外のタスクが飛び込むのは日常茶飯事です。

しかも、一人が担当する仕事は、単純作業もあればクリエイティブな業務もあり、スパンも短期的なものから長期的なものまで、実に多種多様です。

それをきっちり厳密に計画立てて、ＴｏＤｏリストの通りに進めるのは、現実的に不可能でしょう。

私も一時期、当時流行していた高級システム手帳を使っていたことがあります。

しかし、やるべきことを紙に書いても、次に手帳を開いて見返す頃には状況が変わってしまい、結局は役に立ちませんでした。

さらにもう一つ、手帳やメモを使うデメリットがあります。

頭の中身を紙に書き出して外部にアウトプットすると、人間はそれに頼るようになってしまうことです。

だからＴｏＤｏリストにないことが起こると、パニックになるのです。

その結果、どの仕事にも集中できず、やるべきタスクはどんどん溜まっていきます。

仕事のスピードと質の両方が下がってしまうのです。

仕事で成果を出すには、想定外のことが起きても柔軟に対応できる臨機応変さが求められます。

そう考えると、アップデートしにくい手帳やメモでＴｏ Ｄｏリストを管理するやり方には、限界があると言わざるを得ません。

やるべきことを脳内で泳がせる

では、どのように「やるべきこと」を管理すればよいのでしょうか。

私が実践しているのは、**脳内に随時変更可能な「脳内Ｔｏ Ｄｏリスト」をつくること**です。

手帳やメモには一切書き出しません。

頭の中でなら、状況の変化に合わせて、刻一刻とリストを書き換えられます。

だからその瞬間ごとに**「今、最優先でやるべきこと」だけに集中できる**のです。

〝リスト〟と言っても、手帳に整然と書き出すのとは少し違います。

私がいつもやっているのは、朝起きてから夜寝るまでの流れをイメージでとらえることです。

まずは1日の仕事や勉強の流れを映像で思い描いてみる。そして常に「今は流れのどこにいて、何をやっているのか」を意識し、「次は何をするか」を判断する。

これが私の「脳内ToＤoリスト」のつくり方です。

例えるなら、常に頭の中で、魚のようにやるべきことを泳がせている感覚です。

漁師はその日の潮の流れを読んで、「今日はどこに魚がいるか」を判断します。

それと同じように、その時々で仕事の流れを読み、「今はこの〝やるべきこと〟に集中しよう」と選び取るわけです。

このときに重要なのが、自分にとって必要な課題と、そうでない課題を素早く見極めることです。

自分がやることに意義がある課題でなければ、集中する意味はありません。やる意義のないことにムダな時間をかけるなら、そもそもToＤoリストをつくる意味もなくなってしまいます。

「求められる結果を出すには、どの課題に取り組むべきか」を常に考え、本当にやるべきことだけに集中する。

これが、最速かつ最高のパフォーマンスを出す秘訣です。

たとえば「はじめに」でもご紹介したように、北海道日本ハムファイターズの大谷翔平選手は、ピッチャーとバッターの両方をこなす〝二刀流〟で有名です。

単純に考えれば、ほかの選手の2倍はやるべきことがあるはずですが、それを見事にこなしつつ、投打ともに高い結果を出しています。

それは「投手としての課題」と「打者としての課題」を、明確に見極めているからです。

だから課題をクリアすることだけに集中し、確実に結果を出せるのです。

自分にとって本当に有益な「脳内ToDoリスト」をつくるには、まずは「自分の課題は何か」を考え、頭の中に書き出してみることが大事です。

目の前のこと以外は忘れていい

「脳内だけでToDo管理するなんて、自分には無理！」

そう思った人もいるかもしれません。

しかし、これも段取りと同じで、「Ｔｏ Ｄｏリストは紙に書かなくてはいけない」と脳が思い込まされているだけです。

私もやってみてわかったのですが、脳内でＴｏ Ｄｏリストをつくるのは特別なスキルでも何でもなく、はっきり言えば〝慣れ〟の問題です。

まずは毎朝、「今日は何にどれくらい時間を振り分けるか」を頭の中で見通す習慣をつけてみましょう。

それだけでも、「脳内Ｔｏ Ｄｏリスト」を組み立てる練習になります。

「紙に書かないと、やるべきことを忘れてしまうのでは？」

その質問に対する私の答えはこうです。

「はい、よく忘れます！」

なぜなら**瞬間集中とは、目の前の対象以外は捨てること**だからです。

一つの仕事に集中している間は、ほかのタスクのことはすっかり忘れています。

でも、それでかまいません。

集中を抜け出したら、また脳内のＴｏ Ｄｏリストに戻ってくればいいからです。

常に脳内で泳がせておけば、やるべきことは頭の外へは逃げません。

ただ、泳いでいる場所は刻々と変わるので、その瞬間ごとに「今はどこにいるかな？」と確認すればいいだけです。

そして脳内のリストを見ながら、「よし、次はこれだ！」「いや、たった今Aさんから予定変更のメールが届いたから、こっちを先にやるぞ！」などと瞬間的に判断し、タイミングに応じて集中する対象を切り替えていきます。


瞬間集中には、この「タイミングを読む」という感覚が大事です。

私がこの感覚を磨いたのは、子どもの頃に夢中だった昆虫採集を通じてでした。蝶はどこから飛んでくるかわかりません。視野に入ったら瞬間的に反応し、どう行動するかを決めなくては捕まえられないのです。

私は野外を歩き回りながら、常にそのタイミングを計っていました。

今思えば、それが瞬間集中と臨機応変さを鍛えてくれたのだと思います。

私の学生時代からの友人で、大ブームとなった『だんご三兄弟』やＮＨＫの人気番組『ピタゴラスイッチ』などを生み出したクリエイターの佐藤雅彦さんも、タイミングを読む嗅覚がとてつもなく優れています。

数々の大ヒット企画を世に送り出せたのは、時代の流れを読み、「今、何をやれば社会に受け入れられるか」を瞬間的に判断できるからです。

佐藤さんがその臨機応変さを鍛えられたのは、学生時代に所属していたアイスホッケー部の活動でした。

どのタイミングでパック（ボールに相当するもの）を打つかを見極める訓練が、現在のクリエイターの仕事にとても役立ったというのです。

私は蝶、佐藤さんはホッケーと手段は異なりますが、いずれも「瞬間的に状況を判断し、次の行動を決める」というトレーニングを無意識に積んでいたことになります。

つまり「タイミングを読み、臨機応変に対応する」というのは、「〝慣れ〟によってできるようになる」ということです。

やりたいことは常に「オーバーフロー」に

通常のＴｏ Ｄｏリストは、やるべきことを時間内に収めるためにつくっている人がほとんどだと思います。

でも「脳内ToDoリスト」の場合は、**「自分のやりたいことが、自分の時間よりも常にオーバーフローしている状態」をつくる**ことをおすすめします。

「このタスクを1日でやるのは難しいかも」と思うくらいの量を、頭の中に泳がせておくのです。

そして朝起きたら、何でもいいから一つ「やりたいこと」に集中します。それが終わったら、また何でもいいから一つ「やりたいこと」に集中します。

そうやって集中を繰り返すうちに、「脳内ToDoリスト」はどんどんクリアされていきます。

最初のうちは、「リストのどれから手をつけるか」という順番には、それほどこだわらなくてもかまいません。

リストにあることは、どの順番でやったとしても、今日やらなくてはいけないことにかわりはないはずです。だったら「順番はどうしようか」と迷っているより、どれでもいいから取りかかったほうが仕事は速く進みます。

こうしてひたすらリストをクリアしていると、そのうち「今この瞬間の自分の脳の状態は、何に集中すべきか」がわかるようになります。

「朝早い時間は、企画を立てたりアイデア出しをするようなクリエイティブな仕事に集中しよう」

「夕方は、情報収集や資料の読み込みなどのインプットの仕事に集中しよう」

このように、「今の自分の脳は、この仕事なら一番集中できる」と瞬間的に判断できるようになります。

すると一つひとつの仕事が、効率的かつ最速で片づきます。

「今日やれるのはこれくらい」と思っていた以上の仕事をこなせるようになるのです。

自分の集中力の限界を決めてしまわないためにも、やりたいことのボリュームを制限せず、「脳内ＴｏＤｏリスト」をオーバーフロー状態にしておきましょう。

その習慣を続ければ、瞬間集中のレベルがどんどん上がっていきます。

瞬間集中のコツ 11

予定外のタスクにもすぐ対応するために、「脳内ＴｏＤｏリスト」をフル活用しよう

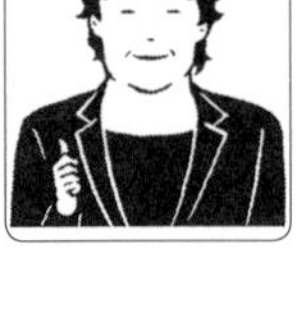

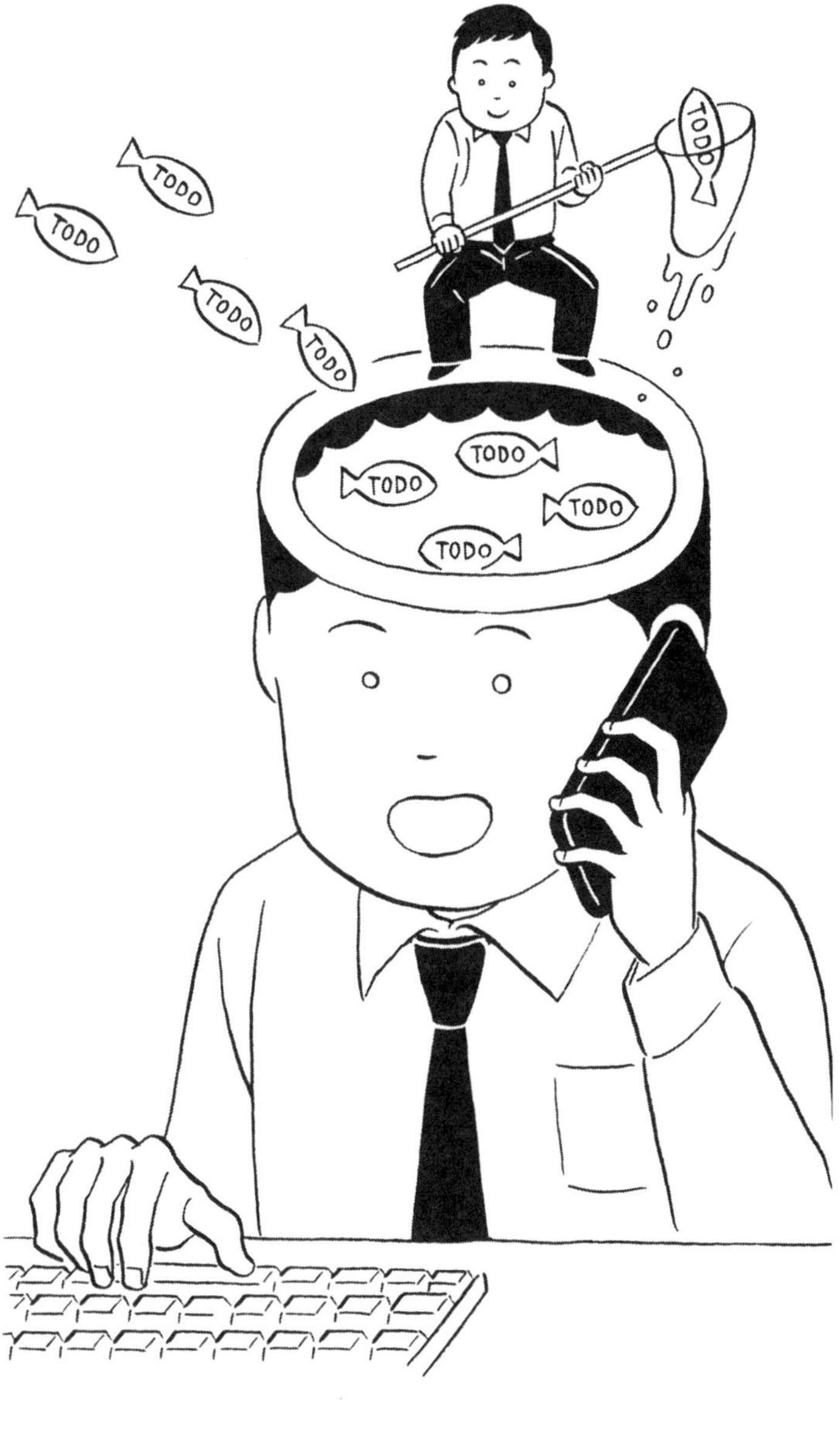
TODO
TODO
TODO
TODO
TODO
TODO
TODO
TODO
TODO

12

「1万時間の法則」で脳に記憶させる

最初は1日1分からでいい

脳にある瞬間集中の回路は、筋トレと同じように鍛えられる。

第1章でそう説明しました。

つまり、瞬間集中の経験を積めば積むほど、簡単に集中に入れるようになるのです。

みなさんは**「1万時間の法則」**をご存知でしょうか。

これはマルコム・グラッドウェル氏が唱えた「どんな分野でも、だいたい1万時間継続して取り組んだ人は、その分野のエキスパートになれる」（『天才！ 成功する人々の法則』勝間和代訳、講談社）という経験則です。

有名なのが、ドイツの音楽学校の事例です。

ここで学んでいる学生たちを「コンサートを開けるプロレベルの人」と「レッスンができるレベルの人」に分け、それまでの生涯で積んできた練習量を比較したところ、プロレベルの人は約1万時間に達しました。

これは、レッスンレベルの人より圧倒的に多い時間です。

こうした差は、「才能の違い」で片づけられがちですが、実際は「どれだけ経験を積み重ねてきたか」によって生まれます。

瞬間集中のエキスパートになるには、日常的に瞬間集中を繰り返せばいいということです。

そうすれば、脳に「瞬間集中とはこういうものだ」というパターンがしっかり刻み込まれ、いつの間にか一瞬で集中できるようになります。

瞬間集中の達人といえば、お笑い芸人です。

プロの芸人は、スタジオでいきなり無茶ぶりされたら、その瞬間におもしろいリアクションをしなくてはいけません。

そこで「いや、今はちょっと……」とためらったら、その時点で芸人失格と見なされるので、とにかくやるしかありません。

もちろん、スベることもあるでしょうが、「瞬間的に集中する」という経験を何百回、何千回と繰り返せば、脳に瞬間集中のパターンが定着します。

だから、どんな無茶ぶりにも即座に応えられるようになるのです。

この経験の有無が、素人とプロの絶対的な差です。

私は中学や高校で講演をするとき、よく生徒に無茶ぶりをします。

「ちょっと君、何かおもしろいことやって!」

そう言われて、すぐにやる生徒はほとんどいません。

たいていは「え〜」とか「いきなり?」などとためらって、なかなか行動できません。「クラスで一番おもしろい」と言われるような子でも、瞬間的にリアクションするのは難しいのです。

でも、なかにはすぐやる子がいます。

そういう子は、瞬間集中の達人になる見込みがあるということ。別にお笑い芸人にならなくても、**「すぐやる」という脳の筋トレを積み重ねて、瞬間集中のエキスパートになれる可能性が十分にあります。**

はじめは「1日1分」の集中からでかまいません。

大事なのは、一回ごとの集中の長さではなく、瞬間集中を毎日繰り返すことです。

「教師あり学習」で瞬間集中を脳にすり込む

瞬間集中のパターンを学習するコツは、教師を見つけることです。

学習には、お手本のある「教師あり学習」と、自分で試行錯誤しながら行動を強化する「強化学習」の2種類があります。

そして**自分を成長させるには、「教師あり学習」がとても大事**です。

私たちは自分で気づかないうちに、周囲の人の振る舞いから学んでいます。

お笑い芸人が瞬間的に芸を披露できるのは、周囲にプロの芸人がたくさんいて、「無茶ぶりされたら、すぐリアクションするのが当たり前だ」と学習しているからです。

よって瞬間集中の型を学びたいなら、あなたのお手本を見つけましょう。

職場で朝早くからトップスピードで仕事をこなしている人や、大量の仕事を任されているのに残業せずにサッサと帰っている人がいたら、その行動パターンを脳に認識させるのです。

身近にお手本がいなければ、スポーツ選手や経営者などで「この人の瞬間集中力はすごい」と思える人を見つけるのもよいでしょう。

パターン学習とは、言い換えれば**「思い込み」**です。

周囲がのんびりした人ばかりだと、「人間とはそういうものだ」と脳が思い込み、自分ものんびり行動するようになります。

反対に、周囲が瞬間集中する場面を多く目にすれば、「人間はすぐ行動するものだ」と脳が思い込むのです。

あなたも瞬間集中を習慣化し、脳にパターンを定着させれば、いきなりトップスピードで集中できるようになります。

瞬間集中のパターンが脳に定着すれば、人生のあらゆる場面で自由自在に瞬間集中に入れるようになります。

そうすればあなたも、「瞬間集中エキスパート」の仲間入りです。

瞬間集中のコツ12

どんなに短時間でも瞬間集中を毎日繰り返すことで、脳にパターンが定着する

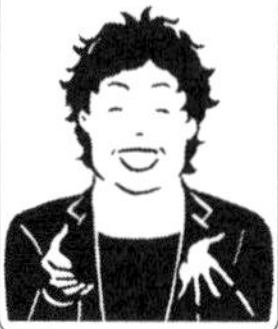

第3章

「瞬間集中力」が高まる5つの技術

——いつでも速く、深く集中できる

13

仕事は中途半端にやり残す

「やり残し」は脳にとってご褒美になる

仕事や勉強をしていると、「キリがいいところまでやったほうがいい」と考えがちです。

だから途中で切り上げなくてはいけなくなると、それを引きずってしまいます。

「資料をつくっていたら、あと少しというところで上司からランチに誘われた」

「アイデアを練っていたら、同僚がまったく関係のないことを話しかけてきた」

こんな場面はよくあるものですが、「せっかく集中していたのに……」と思い、食事をしたり人の話を聞いたりしている間も、やりかけの仕事が気になってしまう人は少なくないようです。

しかし、中途半端なところで終わらせるのは、脳にとって悪いことではありません。

やり残し感があると、脳が再び瞬間集中に入りやすくなるからです。

「もう少しやりたかったのに」と後ろ髪を引かれるくらいのところでやめておくと、次に仕事や勉強に取りかかるとき、「よし、またやれるぞ！」という喜びが生まれます。

つまり、適度なやり残しは、脳にとってご褒美になるのです。

ここで大事なのは、**いったん途中で切り上げるときに、パッと集中から抜け出すこと**です。

すでにお話しした通り、集中状態をオフにするのが速い人は、集中するまでにかかる時間も速くなります。

だからどうせ途中でやめるのなら、きっぱりと「ここで終わり！」と区切りをつけてください。

そしてランチに行くなら、その間は食事を思い切り楽しむ。同僚に話しかけられたら、自分の仕事に関係なくても相手の話に耳を傾ける。

こうして、まったく別のスイッチに切り替えるからこそ、また元の仕事に戻ったときに、再び瞬間集中しやすくなるのです。

しかも、**集中と集中の間には、今までやっていたこととまったく関係のな**

いことをやったほうが、即座に集中しやすくなります。

ですから、お昼休みに仕事と関係のない話をしたり、会社の近くを散歩したりするのは、瞬間集中力を高めるとても良い方法です。

集中すると、活動領域は脳の一部に絞り込まれることはすでにお話ししました。

それに対し、何気ないおしゃべりをしたり、外をブラブラしているときは、脳の活動領域があちこちに広がります。

こうして、いったん拡散するからこそ、その反動でギュッと活動領域が絞り込まれ、集中しやすくなります。

ゴムを思い切り伸ばせば伸ばすほど、手を離すと一瞬で元の形に戻るように、脳の復元力が働きやすくなるのです。

仕事や勉強に集中したいなら、1日中ずっと机に向かっているより、あえてほかのことをやる時間をつくったほうが瞬間集中に入りやすくなります。

一瞬でフローに入り、高いパフォーマンスを出したいなら、この「集中」と「拡散」のバランスをとることが重要です。

「やらなきゃ」と焦るくらい遊んでいい

このことは、高校の進学実績を見ると明らかです。

実は、受験対策に特化した授業に力を入れている学校ほど、大学への進学実績が伸び悩んでいます。

一方、進学実績で全国トップクラスに名を連ねる学校は、受験対策をほとんどしません。

授業でも、受験のための勉強よりは、幅広い教養を身につけることを重視します。また、進学校ほど文化祭を盛大にやったり、部活動が盛んだったりと、勉強以外のことに多くの時間を使っています。

私が通っていた学校も、いわゆる名門校と呼ばれる高校でしたが、受験合格を目的とした授業やプログラムは一切ありませんでした。

それどころか、教師たちも教科書とは関係ない雑談をしたり、おすすめの本を生徒に読ませたりと、受験対策とはほど遠い授業ばかりでした。

今思えば、こうした時間は脳を「拡散」させる時間だったとわかります。

1日中ずっと勉強ばかりするのではなく、こうして多様な経験をすることが、生徒たちの「集中」と「拡散」のバランス感覚を養ってくれたのです。

さらにおもしろいのは、教師が授業とは関係のない話をするほど、私たち生徒のほうが焦り出したことです。

「たしかに先生の話はおもしろいけど、そろそろ受験勉強しないとマズくない？」

そんなふうに、生徒のほうが心配し始めたのです。

そして教師や親にガミガミ言われなくても、時期が来ると自分から受験勉強に集中するようになりました。

まさにゴムを伸ばしに伸ばした分、パッと集中するスイッチをオンにしたわけです。

「やばい、集中しよう！」と思えるくらい拡散したときが、最も脳のバランスがとれた状態と言っていいでしょう。

このように、瞬間集中力を高めたいなら、**日常の中で「やること」の幅は、ちょっと不安になるくらい思い切り広げる**ことをおすすめします。

みなさんも、たまに長い休暇をとると、「こんなに遊んだのだから、そろそろ仕事しなくちゃ」という小さな罪悪感が芽生えることがあるのではないでしょうか。

そう思うなら、それはとても良い休暇だったということ。

それぐらい思い切り拡散しなければ、次の集中状態に入る準備は整いません。

ここで「こんなに長く休まなければよかった」と後悔してしまうと、ネガティブな感情が生まれて集中を邪魔してしまいます。

ぜひ「これで瞬間集中に入りやすくなったぞ！」とポジティブにとらえてください。

瞬間集中のコツ 13

「キリよく終わらせよう」よりも、中途半端でやめるほうが瞬間集中に戻りやすい

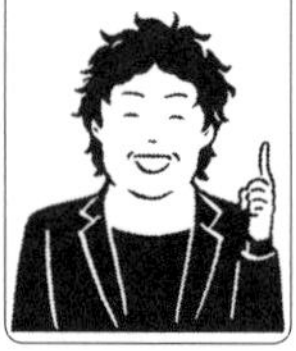

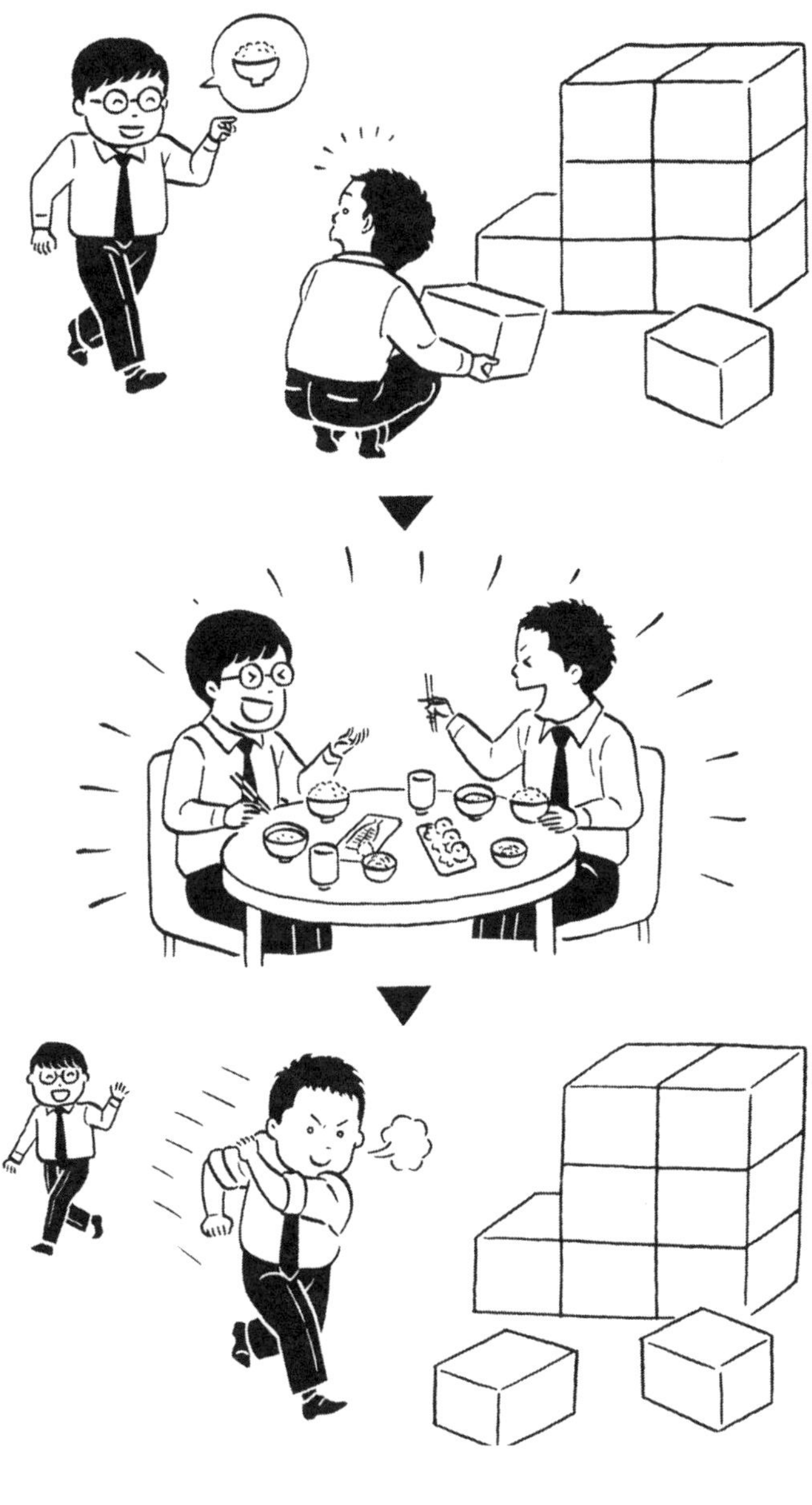

14

脳を「上司脳」にモードチェンジ

脳は他人に命令されるのが大キライ

上司やクライアントに「急いでやれ」と言われたのに、なかなか集中できない。そんな経験がある人は多いはずです。

脳の仕組みから考えれば、それも無理はありません。

他人から与えられる課題は、もともとその人の「やりたいこと」ではありません。やりたくないことに脳は喜びを感じないので、瞬間集中は促進されません。嫌々やるのだから、その仕事に集中できなくて当然です。

この「やらされ感」はネガティブな感情なので、瞬間集中はますます阻害されます。

他人から与えられる課題は、脳にとってストレスになるのです。

とはいえ、社会に出て働く以上、上司やお客様からの命令や指示を無視するわけにはいきません。

では、どうすれば与えられた仕事に集中できるのか。

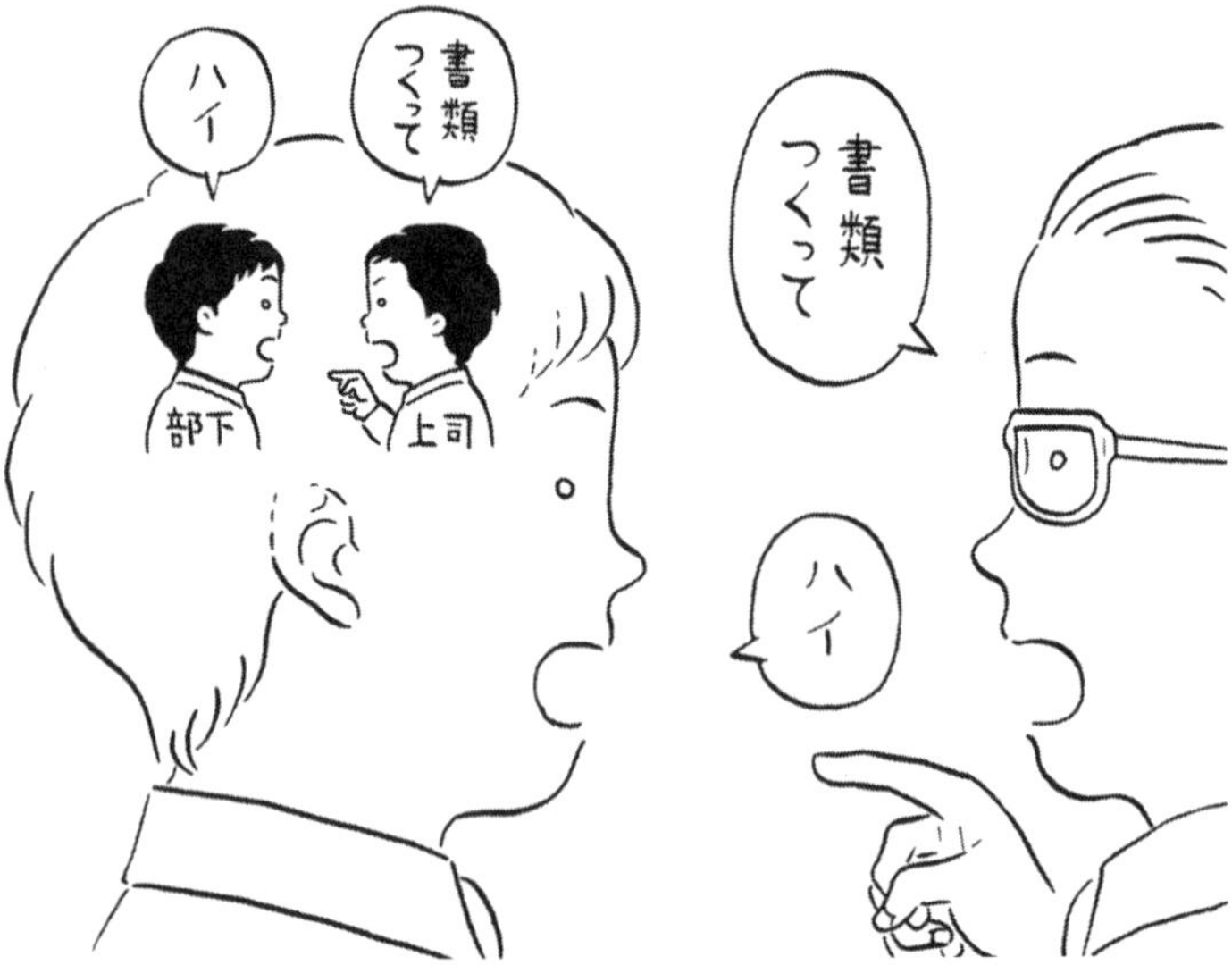

それは、**「他人からの課題」を「自分の課題」に変換する**ことです。

そのためには、自分の中の**「上司脳」**を育てることが必要となります。

脳が集中する仕組みをシンプルに説明するなら、自分の中に「上司」と「部下」の両方がいるイメージを思い描くとわかりやすいでしょう。

たとえば、「これから10キロ走る」と決めたとします。

このとき、脳の前頭葉では二つの回路が同時に働きます。

一つは、自分で自分に「10キロ走れ！」と命令する回路。これが自分の中の「上司」にあたります。

そしてもう一つは、その命令を受けて、10キロ走ることに自分を集中させる回路です。これが自分の中の「部下」になります。

瞬間集中力を高めるには、自分の中にいる上司と部下の両方を鍛えなくてはいけません。

自分で自分に命令を出すことができれば、「やらされ感」はなくなります。

他人に与えられた課題でも、自分なりの課題に変換すれば、「やりたくないこと」を「やりたいこと」へシフトチェンジできるのです。

この変換法は私自身もよく使っています。

私は毎朝10キロ走ることを日課にしていますが、これも「10キロ走ると決めた自分」と「10キロ走らされている自分」がいます。

「今日は暑くて走りたくないな」と思っても、「10キロ走ると決めたのは自分だ！」と上司脳で命令するようにしています。

同じ仕事や勉強でも、命令する人を「他人」から「自分」に変えれば、その瞬間から集中状態に入ることができます。

「他人ごと」では、集中も学習もできない

ところが日本人は、上司としての自分を育てるのが苦手です。

子どもの頃から、親や先生に「これをやりなさい」と命令されて育つので、命令を受ける回路はかなり鍛えられています。

一方で、自分で命令を決定する機会は限られています。

「今、この瞬間に何をするか」を自分で決めるという経験をほとんどしないまま、大人になる人がとても多いのです。

しかし、これは由々しき問題です。

〝尾木ママ〟こと教育評論家の尾木直樹さんが、良いことをおっしゃっていました。

「子どもたちには、自分で決定する権利がある。なぜなら自分で決めないと、失敗したときにそこから学ぶことができないから」

これは脳科学から見ても、まったくその通りです。

学習において大事なのは、「誤差信号」を認識することです。

失敗したり間違ったりしたときに、自分の出した答えと正解との誤差を脳にフィードバックし、次にやるときはその差をできるだけ小さくするように修正する。

これが「学習」のプロセスです。

だから、失敗やミスはとても良い学習の機会なのですが、そこには一つだけ但し書きがあります。

それは、**「脳は自分で決めたことでないと学習できない」**ということです。

親や先生に言われた通りにやって失敗したとしても、本人は「別に自分が決めたことじゃないから」と考え、脳も誤差信号を認識しようとはしません。

まさに**「他人から与えられた課題」＝「他人ごと」**でしかないのです。

最悪の場合、「自分が失敗したのは、親や先生のせいだ」と他人を責めたり、恨んだりします。

そんなネガティブな感情に支配されたら、勉強に集中するどころではありません。

このメカニズムは、大人も同じです。

上司に言われたことをそのままやるだけでは、集中もできないし、そこから学ぶこともできません。

当然、仕事のパフォーマンスは低下するばかりです。

瞬間集中を最大限に活かし、高い成果を出すには、自分で自分に命令を出す「上司脳」を育てることが不可欠なのです。

デッドラインは少し早めがカギ

「他人からの課題」を「自分の課題」に変換するのは、それほど難しくありません。

あなたが上司から、「明日17時までに資料をつくれ」と言われたとします。だったらそれを「私は明日15時までに資料をつくる！」と変換すれば、その仕事は「上司に言われたこと」から「自分で決めたこと」に変わります。

このときのポイントは、**上司が決めたデッドラインより、少し早めに締め切りを設定すること**です。

デッドラインより遅くなればもちろん怒られるし、資料をつくるという行為そのものは変更できません。

よって、「締め切りを少しだけ前倒しする」というのは、現実的かつ誰にでもできる変換方法と言えます。

集中が苦手な人は、常に他人から与えられた締め切りに追われています。

すると「本当に間に合うだろうか」「なんで自分ばっかり」といった焦りやイライラなどのネガティブな感情にとらわれて、ますます集中できなくなります。

早めに締め切りを設定し、それをクリアしていけば達成感も大きくなるし、上司からは「仕事が速いね」と褒められます。

すると脳が喜びを感じて、ますます瞬間集中が高まり、仕事もさらにスピードアップします。

瞬間集中が加速して、良いサイクルが生まれるのです。

社員の「上司脳」で成功した星野リゾート

最近は、日本企業の残業の多さが大きな社会問題になっています。

そこにはさまざまな背景がありますが、日本人の生産性が低いのは、「上から命令されたことにはそのまま従う」という文化が大きな要因になっているように思います。命令を押しつけて、有無を言わさず従わせるやり方は、人間を道具扱いしているのと同じです。

しかし当然ながら、人間は道具ではありません。

感情を持つ生き物です。

それなら、脳が喜びを感じるような仕事のやり方を取り入れることが、企業の生産性を上げるためには必要ではないでしょうか。

それには、**一人ひとりが「自分で決めた」という実感を持つこと**が欠かせません。

上司は部下を道具扱いせず、部下が上司脳を育てやすい環境づくりを心がける。

部下は「指示待ち族」から抜け出して、自分なりに工夫したり判断したりしながら、自分の上司脳をうまく使いこなす。

生産性を高めるには、この両方が必要でしょう。

その成功例の一つが、星野リゾートです。

「星のや」を始めとする高級リゾートホテルや温泉旅館を経営し、業績を拡大している同社では、社長の星《ほし》野《の》佳《よし》路《はる》さんによる働き方改革や組織改革が大きな成果を上げています。

星野さんは「人は任されると、喜びを感じて動き出す」という考えのもと、現場の社員たちに権限を与えて、大きな仕事をどんどん任せています。

すると社員たちは「自分は信頼されている」のだと感じて嬉しくなり、少しでも高い成果を出そうと自分で工夫や努力をするようになります。

つまり、社員一人ひとりの「上司脳」が、星野リゾートの急成長を支えているのです。

あなたも今日から、ぜひ意識的に「上司脳」を育ててください。

どんな仕事が飛んできても、やらされ感にとらわれることなく、すぐ瞬間集中に入れるようになるはずです。

瞬間集中のコツ14

上司から与えられた課題でも、自分の課題に変換すれば、瞬間集中を発揮できる

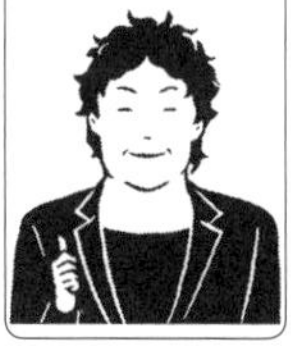

15

瞬時にフローに入る秘訣

高い要求水準が瞬間集中を加速させる

瞬間集中が得意で、いつでもフローに入れる人には、ある共通点があります。

それは「要求水準が高い」ということです。

同じ100mを走るとしても、「校内で優勝できればいい」という人と「インターハイに出場したい」という人では、脳にかかる負荷は当然違ってきます。

受験勉強でも、「大学に合格することがゴール」という人と、「大学で学んだことを活かして社会で活躍したい」という人では、やはり脳にかかる負荷は大きく差がつきます。

そしてもちろん、脳にかかる負荷が大きいほど、その人は高い成果を出せるし、大きく成長できます。

ここで大事なのは、**要求水準を決めるのは自分だ**ということです。

他人がいくら「インターハイに出場しろ」と言っても、脳は集中できません。

自分の上司脳が高い水準を要求するからこそ、目の前のことに瞬間集中し、フローに入れるのです。

第1章でもご紹介した「すきやばし次郎」の小野二郎さんは、「世界一の寿司職人」と評価されるようになった今も、毎日一つひとつの寿司を握ることに深く集中しています。

それは、小野さんが自分に要求する水準が果てしなく高いからです。

たとえミシュランで三ツ星をもらおうと、オバマ大統領と安倍首相の会食の場に選ばれようと、それはあくまで他人が設定した水準であり、小野さんにとって通過点に過ぎません。

自分が目指す水準がもっと先にあるからこそ、90代になった現在でも、毎日途切れることなくフローに入れるのです。

世界的な大ヒットを飛ばしている歌手のブルーノ・マーズは、わずか4歳にして、エルヴィス・プレスリーの物まねを完璧にこなしていました。

その様子はYouTubeでも見ることができます。

大人から見れば微笑ましい光景の一つに思えるかもしれませんが、本人はいたって真剣で、照れることもなくプレスリーになりきっています。

これは完全にフロー状態です。

子どもの頃のブルーノ・マーズにとって、プレスリーは神様みたいな存在だったはずです。

「この人のようになりたい」と思うことは、とても高い要求を自分に与えたことになります。

こうして脳に負荷をかけたからこそ、彼はミュージシャンとして成功できたのです。

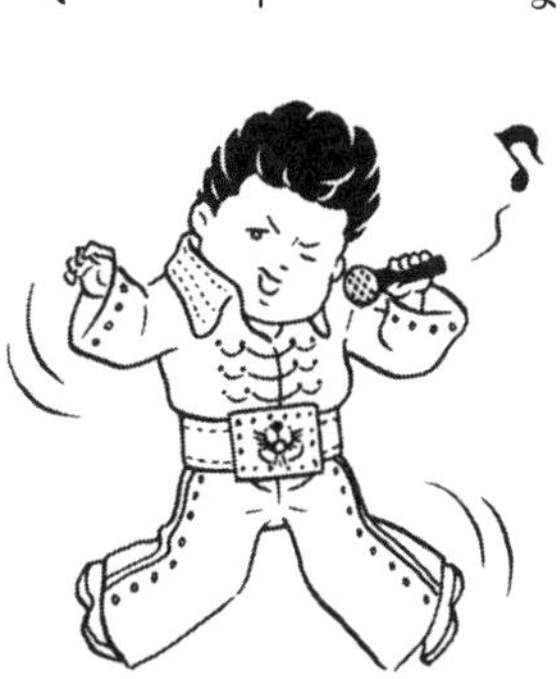

「課題＝スキル」の一致で集中に入りやすくなる

ただし、誰もがむやみやたらと高い目標を掲げればいいわけではありません。

脳がフローに入るには、条件があります。

それは、**課題と自分のスキルが一致していること**です。

自分のスキルが課題より高いと、人は退屈します。

高校の数学を理解できる人が、小学生用の算数ドリルを与えられても、つまらなくて飽きてしまうでしょう。

反対に、課題が自分のスキルでは処理できないことだと、人は不安になります。

初めて山登りをする人が、いきなりエベレストを目指せと言われたら、怖くなって当然です。

よって、「課題＜スキル」でも「課題＞スキル」でも、集中には入りにくくなります。

瞬時にフローに入るには、「課題＝スキル」で一致することが大事なのです。

自分で課題を決めることの意味も、ここにあります。

上から与えられる仕事は、その人のスキルより高いこともあれば、低いこともあります。もちろん、会社や上司も社員の能力をまったく考慮しないわけではありませんが、一人ひとりにそこまで配慮する余裕はないでしょうし、そもそも社員のスキルをどこまで正しく把握できるかは不透明です。

だから他人から与えられる仕事は、脳にとってストレスになるのです。

フローに入るには、自分自身で課題とスキルのレベルを客観的に認識し、両者を一致させるようコントロールする必要があります。

「上司脳」を活用すれば、それが可能です。

前項で紹介したように、「少しだけ早く締め切りを設定する」というのは、課題のレベルが低いときに調整する方法の一つです。

上司に与えられた仕事が簡単すぎてつまらないと思ったら、「課長は明日までと言ったけれど、今日中に終わらせるぞ」と決めれば、課題のレベルは一気に上がります。

こうして「課題＝スキル」になるよう、うまくコントロールすれば、すぐに瞬間集中に入れます。

ここで気をつけるべきことは、**課題とスキルを一致させるために、スキルのレベルを下げようとしないこと**。

「この仕事は楽勝だな。だったら明日までにゆっくりやればいいや」と考えてしまったら、仕事が終わるのはどんどん遅くなります。

それでなくても、毎日残業続きで大変だという人は多いはず。

一人が抱える仕事量が多い今の時代は、何ごとも「速ければ速いほどいい」と考えて、どんどん前倒しで片づけていきましょう。

一人で仕事を抱え込むことほど、効率の悪いことはない

では、課題が自分のスキルより高い場合は、どうすればいいのでしょうか。

まず大事なのは、「この課題は自分だけではできない」と認識することです。

「これは自分にしかできない」と思い込み、一人で何でも抱え込んでいたら、いくら残業しても仕事は片づきません。

そのうえで、誰かの助けを借りましょう。

自分のスキルだけで解決できないなら、人の力を借りる。

これは非常に合理的な解決策です。

私はよく冗談まじりで、「社長に向いているのは、勉強ができない子だ」と話します。

勉強ができる子は小さい頃から何でも自分一人でやってしまうけれど、勉強ができない子は、上手に人の力を借りるからです。

読書感想文をお母さんに手伝ってもらったり、工作をお父さんに協力してもらった

りと、チームワークで一つのことをやり遂げる体験は、勉強ができない子のほうが多いはずです。

それをズルいと思う人もいるかもしれませんが、実際に社会に出てみると、自分の力だけでやれることなどほとんどないとわかります。

むしろ自分ができないことまで引き受けて、結局はパンクしてしまったら、周囲に迷惑をかけてしまうでしょう。だったら、遠慮なく人の力を借りればいいのです。

最悪の事態に陥るより、最初から人の助けを借りるほうがはるかに効率的です。

西野亮廣さんから学ぶ〝チームの仕事術〟

仕事が細分化された今の時代、一人で成果を出せる仕事はほとんどありません。

絵本作家としても活躍している、キングコング西野亮廣《にしのあきひろ》さんが発表した絵本『えんとつ町のプペル』（幻冬舎）はチームで制作されました。

西野さんが絵コンテを描き、そこに得意分野を持ったイラストレーターが多数加わって、分業で一冊の絵本を仕上げたそうです。絵本の発売に伴って開催された原画展は、クラウドファンディングで集めた資金によって実現に至りました。

このやり方には賛否両論あるようですが、私はこれからの時代、西野さんのように**「人の助けを借りて、チームで仕事をやり遂げる」**という考え方はとても重要になってくると思います。

自分一人で仕事を抱え込み、限界を超えてオーバーワークになれば、アウトプットの質は間違いなく低下します。

そうなれば、周囲からは評価されず、結果も出ません。

どれだけ一人で頑張っても、アウトプットのクオリティが低かったら、その仕事をやった意味がなくなります。

その仕事にかけた時間が、すべてムダになってしまうのです。

もし「自分が自分の上司になって命令する」というのはハードルが高いと感じるなら、**「自分が自分のマネジャーになる」**と考えてはいかがでしょうか。

他人から与えられた課題を黙々とこなすのではなく、「自分は今、何に集中するか」を自身で選択する。必要に応じて「この仕事は締め切りを早めよう」「これはチームを組んで人の力を借りよう」と意思決定する。

それが**「自分をマネジメントする」**ということです。

瞬間集中を繰り返せば、意思決定力も強化されます。

決断力や判断力を高めたいと思っている人こそ、課題とスキルのギャップをなくすことを意識し、「そのために、今の自分はこれをやるぞ！」と決める経験を積み重ねてください。

瞬間集中のコツ 15

課題のレベルと自分のスキルを合わせることで、スムーズに瞬間集中できる

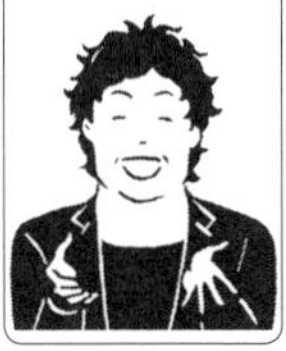

16

仕事も勉強も「ゲーム化」する

「超なるはや締め切り」で脳にご褒美をあげる

瞬間集中を加速させたいなら、脳が喜びを感じるご褒美をどんどん与えてあげましょう。

目の前の仕事や勉強をご褒美にするコツ、それが「ゲーミフィケーション」です。

これは要するに、**日常の物事を〝ゲーム化〟すること**。

目標を設定し、ゲームのように楽しみながらクリアしていくと、脳の報酬系が刺激され、ドーパミンが前頭葉の回路に放出されて集中力が高まります。

目標を設定するときは、時間で区切る「タイムプレッシャー法」がおすすめです。

「このデータ入力は10分で終わらせよう」

「あと5分でメールを10件処理するぞ」

こんなふうにタイムリミットを設けることで、単純作業やルーティンワークも瞬時にゲーム化します。

すると目標をクリアするたびに、「やった！」という喜びが脳に与えられます。

「新商品のアイデアを考える」といった、必ずしも答えが出るとは限らない課題でもこの方法は有効です。

「アイデアが出ても出なくても、今から10分だけ集中して考えるぞ！」

そう決めることが大事です。

すると「よし、10分間考え抜いたぞ！」という達成感が得られます。たとえアイデアが浮かばなくても、そのために努力した自分を褒めてあげられるのです。

タイムプレッシャー法は、つまらない仕事もおもしろくする究極のテクニックと言えるでしょう。

このとき、**設定する時間や作業量は、小さな単位で区切る**ことが大事です。

つまらない作業や苦手な仕事も、「5分だけ」と思えば集中できます。

それに短い時間で区切れば、「できたぞ！」という達成感や満足感を1日に何十回も感じられます。

脳にご褒美を与える回数が増えて、瞬間集中がますます加速するのです。

ランニングに例えるなら、いきなり長距離走で遠くのゴールを目指すのではなく、まずは短距離走で何度もゴールテープを切ることを目指すほうが、瞬間集中力を効果的に鍛えられるということです。

常に「自己ベストの更新」を目指そう

ただし、いったん制限時間をクリアしてしまうと、脳はその課題に退屈さを覚えるようになります。

よって脳を飽きさせないためには、一度クリアした課題は、制限時間を前回よりも短く設定するとよいでしょう。

「5分でメール10件処理」をクリアしたら、次は「4分」をタイムリミットにしてみる。

それをクリアしたら、次は「3分半」をタイムリミットにしてみる。

すると脳は新たな課題を与えられたと認識し、刺激を受けて瞬間集中に入りやすくなります。

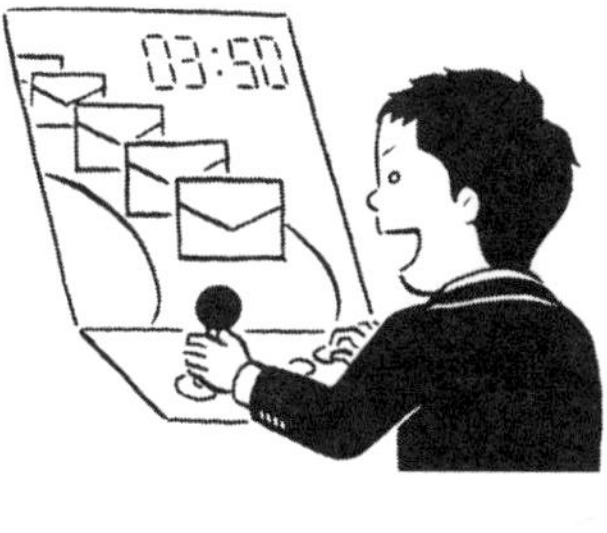

実際のゲームでも、一つのステージをクリアすると、より難易度の高い次のステージに進みます。それと同じように、仕事や勉強のゲーム化もステージを次々と上げていけば、脳が飽きることはありません。

こうして常に**「自己ベストの更新」を目指すことで、脳の集中回路はいっそう強化されます**。

どんな仕事や勉強でも、瞬時にフローに入れる脳を育てることができるのです。

「ところで、こんなささやかな喜びが、本当に脳のご褒美になるの？」

そう思った人もいるかもしれません。

たしかに「ご褒美」というと、もっと具体的なものを思い浮かべる人も多いでしょう。

「この資料を仕上げたら、ビールで一杯やるぞ！」

「このプロジェクトが終わったら、欲しかったバッグを買う！」

あなたもこんなふうに、形あるものを自分への報酬にして頑張った経験があるかもしれません。

もちろん、こうした具体的なものも、脳にとってご褒美になります。

その一方で、脳は抽象的な報酬を処理する回路も持っています。

だから単純に「やった！」と感じるだけで、それがちゃんと脳へのご褒美になるのです。

しかも抽象的な報酬なら、いつでもどこでも何度でも脳に与えることができます。

資料を1枚仕上げるたびに、オフィスでビールを飲むわけにはいきませんが、「やった！」というご褒美なら1日に何度与えても問題ありません。

脳を鍛えるには、日常の中で抽象的な報酬をもらう機会をたくさん増やすことがコツだと覚えておきましょう。

瞬間集中のコツ 16

一度クリアできても、自己ベストを更新し続けて脳に「達成感」というご褒美を与えよう

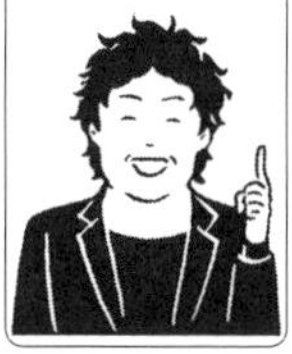

17

ムダな雑談ほど脳が刺激される

雑談は最も身近なフロー体験

もしかすると、ここまで読んできた人の中で不安を感じている人がいるかもしれません。

「本当に自分がフローに入って、瞬間集中できるのだろうか？」

もちろん、できます。

というより、すでにフロー状態を何度も経験しているはずです。

あなたにも「仲間や友人と居酒屋やカフェで話し込んで、気づいたらあっという間に何時間も経っていた」という経験がないでしょうか。

そう、それです！

これが、「脳がフローに入る」という状態なのです。

実は雑談こそ、最も手軽にフローを体験できる方法です。

なぜなら、雑談はものすごい集中力を必要とするからです。

雑談では、どんな話題が飛び出すかわかりません。また、自分の言葉に対して、相手がどう反応するかも予測がつきません。

第2章で、脳は「偶有性」のあるものに強い関心を示し、一気に集中する「引き込み現象」を起こすと説明しました。

先の予測がつきにくい雑談は、いわば偶有性の塊というわけです。

「偶有性をいかに処理するか」は、脳にとって最も重要なテーマであり、集中力を必要とする作業です。

規則性のあるものに集中するのは、さほど難しくありません。

「来月の営業方針についてミーティングする」「商品の仕入れ価格を交渉する」といった場面なら、どんな段取りでどのような情報を出し合うかは、ある程度の予測がつくでしょう。

予測がつけば、自分がそれにどう対応すればいいかも予測できるし、そのための準備もできます。

しかし、いつ何が飛び出すかわからない偶有性に満ちた環境では、人間にとって最も高度でクリエイティブな集中が求められます。

だからこそ、雑談だらけの環境の中で瞬間集中することは、脳を鍛えてフローに入るための非常に良いトレーニングになるのです。

人工知能にはできない「おもしろい雑談」が集中力を磨く

ですから「ムダな雑談に時間を使うのはもったいない」などと思わず、ぜひ雑談の機会を有効活用してください。

私の場合、打ち合わせや取材が早めに終わったら、残りは雑談タイムに使うことにしています。

しかも、ものすごく真剣に雑談します。

ポツポツと会話が途切れがちで、相手も自分も身が入らないような雑談ではなく、お互いが白熱したり、夢中になれる雑談を目指します。

「おもしろい雑談」をするのは、とてつもなく高度な集中が必要です。

同じ雑談でも、いつも同じ話ばかりする人の話は「つまらない」と感じます。それは内容が規則的で、偶有性が欠けているからです。

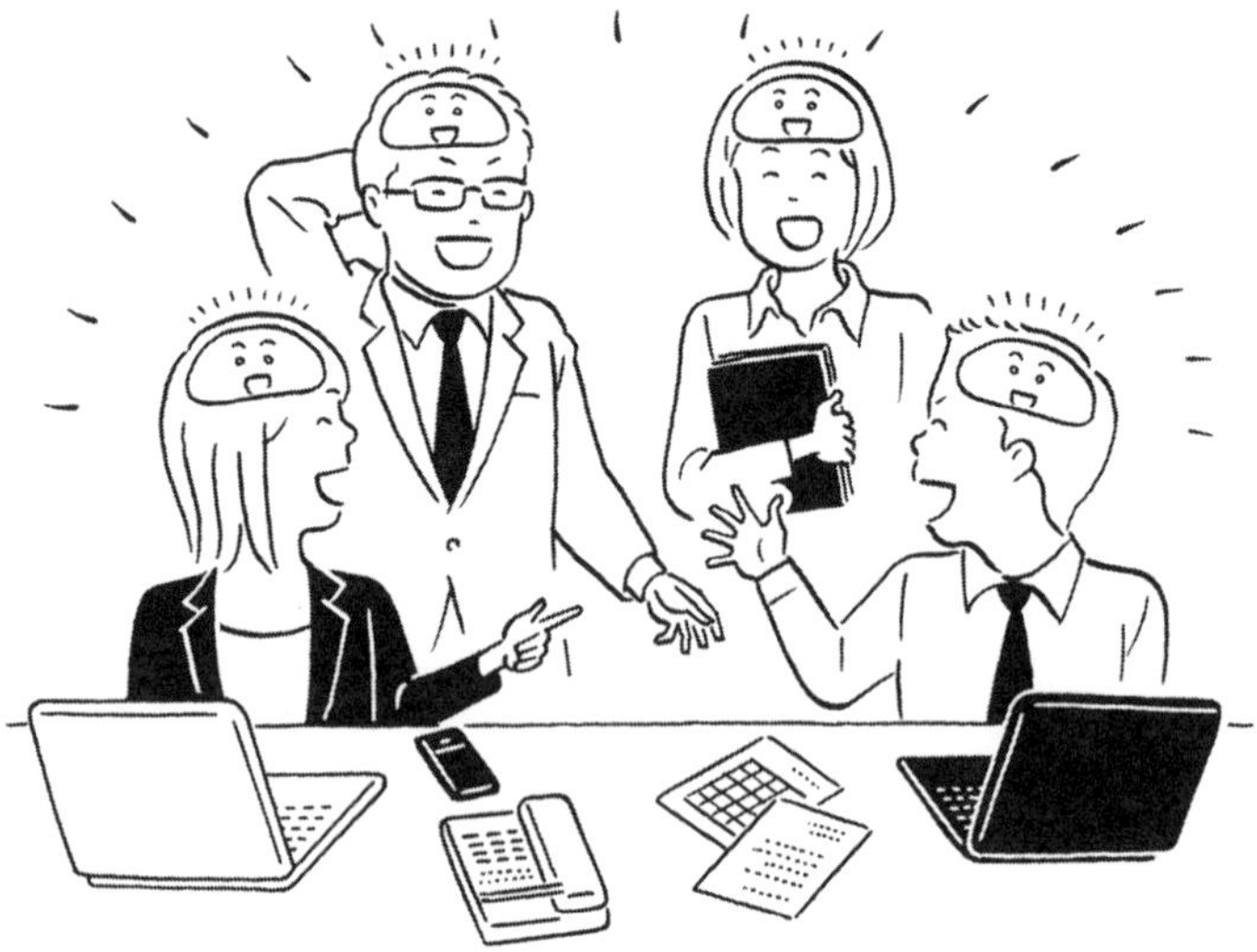

これに対し、おもしろい雑談には、規則的な要素と不規則な要素が絶妙なバランスで混ざり合っています。

ある程度の話の脈絡はつなぎつつ、タイミングを見て別の方向へ話題を振ったり、転換したりする。それを相手の反応に合わせて瞬時に判断し、実行するのは相当の集中力が必要です。

しかも**おもしろい雑談ができると、本人の脳にとってもご褒美になります。**

「どれくらい雑談がうまくいっているか」をモニターしているのは、脳の報酬系です。そして「今日は楽しく話せているぞ」と感じると、報酬系が刺激されてドーパミンが放出されます。

すると脳は喜びを感じて、ますます雑談に集中できるのです。

「雑談する」という能力は、いまだ人工知能やコンピュータが実現できていない人間特有のものです。

これから多くの仕事がＡＩやロボットに置き換わることが予想される中、雑談力を鍛えることは、自分の市場価値を高める方法でもあります。

ぜひあなたも、おしゃべりをするなら「おもしろい雑談」を目指して、思う存分脳を集中させてください。

そのフロー状態を繰り返し経験するうちに、脳がパターンを学習し、雑談以外でも瞬間集中に入りやすくなるはずです。

瞬間集中のコツ 17

雑談こそ、最も簡単で集中力を使うトレーニング！「おもしろい雑談」を心がけて集中力を鍛えよう

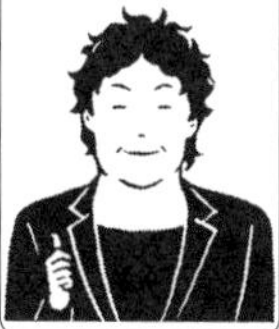

第4章

集中力を復元する4つの方法

——脳の「切り替えスイッチ」を自由自在に操る

18

細切れの集中だから、一瞬で復元できる

現代人は「集中の復元」を学ぶ機会がない

一回の集中が短かったり、あれこれ集中の対象が目移りしても、それらの「点」を復元したり統合したりすれば、一本の「線」となって大きな成果を出すことができる。

第1章で、そうお伝えしました。

しかし実際は、「いったんダラダラすると、なかなか集中に戻れない」と悩む人が多いようです。

これは現代人が、「集中の復元」を学ぶ機会が減っていることも原因の一つと考えられます。

今は子どもの頃から他人に時間を管理され、自分の意志で「今、この瞬間に集中するぞ！」と決める経験がなかなかありません。

学校でも塾でも時間割が決められ、それに従って淡々とスケジュールをこなせばよしとされます。集中するにしても、テストや試験などの他人が決めたタイミングに合わせて実行できれば、何とかなってしまいます。

しかし本来は、必要に応じて一瞬で集中を復元できることが、人間が生き抜くための条件でした。

日本の武道を思い浮かべれば、それがよくわかります。

普段は静かにじっと構え、いざというときは一瞬で刀を抜いて相手を倒す。

これは基本的な「集中の型」であり、昔は子どもたちも武術を通じて、瞬時に集中を復元する方法を身につけました。

残念ながら、今はそうした学びの機会はほとんどありません。

〝復元・統合〟の繰り返しが生産性を上げる

だからといって、人間が持つ集中の復元力が失われたわけではありません。

これも脳にパターン学習させて、「集中は好きなときに復元できる」と思い込ませればいいだけです。

今の日本では、「一つのことにずっと集中するのが偉い」という価値観が根強い傾向にあります。

しかし、脳は時間を「1秒感覚」で認識しています。

驚くほど細かい間隔で、時間を刻んでいるのです。

ですから、**すぐに飽きてしまったり、集中の対象が目まぐるしく変わるのは、脳の時間感覚で考えれば当然と理解すべきです。**


堀江貴文さんとは、よくラジオの収録をご一緒するのですが、彼はラジオの収録中も、手元ではスマホをいじりながらラインやツイッターをやっています。

パーソナリティの話に相づちを打ったかと思えば、次の瞬間はツイッターをチェックする。脳が1秒刻みで動いていると考えれば、これは自然なことです。

このように、スマホをいじりながらちゃんと受け答えする堀江さんの姿を、すっかり見慣れてしまいました。

よく「今どきの大学生は授業中にスマホばかり見ている」という批判がありますが、それは学生たちの脳を飽きさせるような授業をしていることにも問題があると考えるべきです。

今の大学生たちに話を聞くと、テレビとYou Tubeなどの動画サイトを視聴す

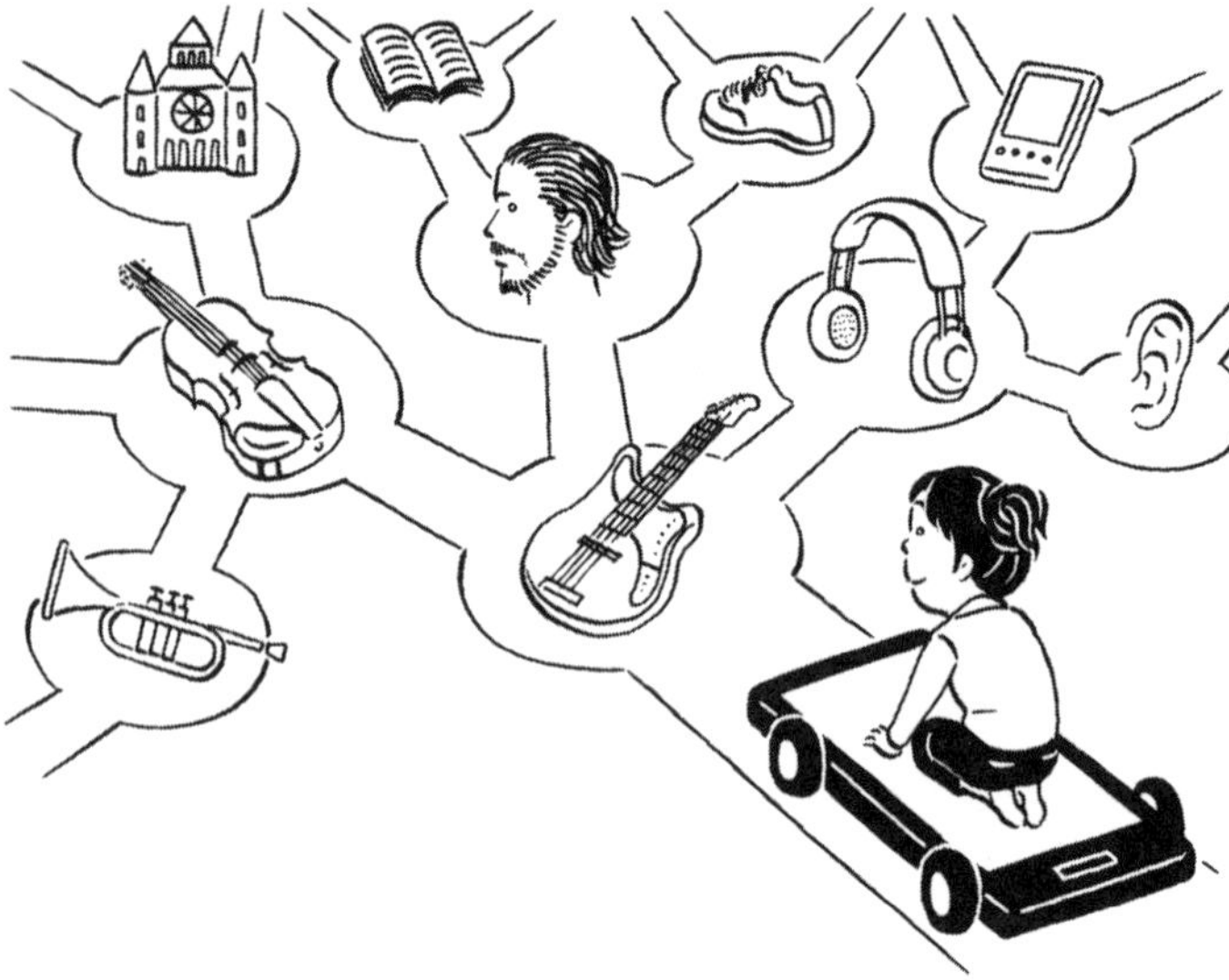

る時間の比率は、およそ「2：8」だそうです。

1時間や2時間のテレビ番組をぼーっと見ている時代は、すでに終わったということです。

それよりも、自分で検索して好きな動画を見つけ、少しでも飽きたら別の動画に次々と切り替える。今の時代は、インプットがどんどん細切れになっています。

だからこそ、バラバラにインプットした情報を復元し、それぞれをつなぎ合わせて統合することで、一つのアウトプットを出す力が求められるのです。

復元力と統合力があれば、経験したことすべてが学びになります。

たとえばスティーブ・ジョブズは20代の頃、「カリグラフィー」に夢中になった時期がありました。

これは文字を美しく見せる書体のデザインで、ペンを使って手書きで仕上げるアナログな作業であり、デジタルなＩＴの世界とはかけ離れた性質のものです。

しかしこの経験が、のちにマッキントッシュを開発する際にジョブズの記憶に蘇り、それまでのパソコンにはなかった美しいフォントが生み出されました。これがパソコンユーザーから熱烈に支持され、マッキントッシュのヒットにつながったのです。

ジョブズが「カリグラフィー＋コンピュータ」という、一見すると何の関係もなさそうなもの同士を組み合わせたように、自分の中にある別の情報やスキルと統合すれば、誰も思いつかなかったような新たな価値を生み出すことができます。

つまり、〝復元力〟と〝統合力〟があれば、過去に集中した体験を必要な場面で役立てることができるのです。

それはすなわち、生産性が上がるということでもあります。

1秒ごとに自分の意志で瞬間集中の対象を選びつつ、たくさんの「点」の中から必要な学びを選び出し、いつどこで何を〝復元・統合〟するかを判断できる。

そんな人は、間違いなく生産性の高い人生を送れるはずです。

興味の幅を広げれば、創造性も高まる

クリエイティブな仕事をしている人たちは、ほとんど例外なく、幅広いことに興味や関心を持っています。

ロンドンブーツ1号2号の田村淳さんは、お笑い芸人でありながら、結婚式をプロデュースする会社を立ち上げたり、リクルートの新規事業提案制度で審査員を務めたりと、さまざまなことに取り組んでいます。

「9歳で学校へ行くのをやめた男の子」として話題になっている中島芭旺《ばお》（BAO）君も、天才的なクリエイターです。

彼は自分の意志で自宅学習を選択し、「この人から学びたい」と思った相手には自分から会いに行くという学習スタイルをとっています。

私が教えているカルチャースクールにも、ある日突然BAO君が話を聞きにやってきました。ほかには、堀江貴文さんや安倍昭恵首相夫人にも会いに行っています。

すでに自分の考えや経験をツイッターで発信したり、著書を出したりしているBAO君は、間違いなく才能あるクリエイターであり、起業家としてのセンスも持ち合わせています。

このように、多種多様なことに興味を持ち、瞬間ごとに興味の対象を切り替えていける人こそ、これからの時代にイノベーションを生み出していけるはずです。

第3章で、高いパフォーマンスを出すには「拡散」と「集中」のバランスが必要だと話しました。

思い切り興味の幅を広げ、脳の活動領域を拡散させるからこそ、ここぞというときに1点に集中することができます。

まずは、集中は復元できることを理解し、「集中が細切れになるのはよくない」という思い込みを抜け出すところから始めてみましょう。

瞬間集中のコツ 18

さまざまなことに興味を持って集中するほうが、瞬間集中は復元しやすくなる

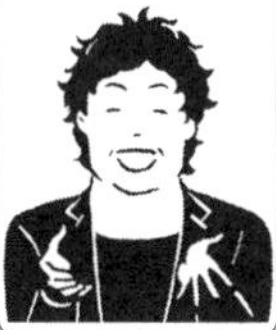

19

切り替えの時間はたったの1秒

脳には「切り替えスイッチ」がある

集中しているときの脳は、最小限の活動しかしていない省エネ状態なので、脳にとって集中した状態はラクである。

そのことはすでに説明しました。

むしろ脳がエネルギーを使うのは、集中を切り替えるときです。

目の後ろ側のあたりにある眼窩前頭皮質《がんかぜんとうひしつ》という領域には、脳の活動を調整する機能があります。

つまりここが、集中から出たり入ったりするのに使う**「切り替えスイッチ」**というわけです。

ただしエネルギーを使うといっても、切り替えにかかるのはどんなに長くても1分ほど。瞬間集中のトレーニングを積めば、その時間はさらに短縮できます。

忙しく家事をしているお母さんは、赤ちゃんが泣き出すと、すぐ子どもの世話に瞬間集中します。

その切り替えにかかる時間は、おそらく1秒あるかないかでしょう。

育児中のお母さんは、瞬間集中のトレーニングを日々積んでいるようなものなので、スイッチの切り替えも瞬間的にできるようになります。

日常的に脳の切り替えスイッチを使いこなし、前頭葉の回路を鍛えれば、わずか1秒で集中を復元できるようになるのです。

「1秒での切り替え」の達人といえば、相撲の力士です。

私は相撲が好きで取り組みをよく見に行きますが、力士は土俵に上がっても表情一つ変えません。土俵に手をついて仕切りをするまで、その動作はとてもゆっくりしていて、見る人によっては「のんびりした動作だな」と感じるほどです。

ところが立ち会いの瞬間、すさまじい勢いで前へ飛び出し、ぶつかり合う。静から動へ、一瞬で集中のスイッチを切り替えるスピード感と迫力には、何度見ても圧倒されます。

こうして力士たちは、取り組みのたびに1秒で集中を復元しているのです。

ただし、これだけハイレベルな復元ができるのは、経験を積んだ幕内力士だけです。番付にのらない新米力士たちの取り組みを見ると、スイッチの切り替えができず、うまく立ち会いができない人ばかりです。

つまり、今は復元力の達人クラスにいる力士たちも、最初からそれができたわけではないということ。稽古をすることで、「集中の復元とは、こういうものだ」というパターンが脳に定着し、ここぞという瞬間に集中を取り戻すことが可能になったのです。

「自分の机で弁当」がダメな理由

瞬間集中に入ったり、戻ったりできない人には、いくつかの原因があります。

一つは、脳の活動領域を絞り込めていないこと。

例えるなら、脳の中がゴチャゴチャと散らかっているイメージです。

すると、脳は余計なエネルギーを消費して疲れやすくなり、目の前のことに深く集中することができず、ノイズにも左右されやすくなります。

一方、切り替えスイッチを自由に使いこなせるようになれば、瞬時に脳の中を整理整頓し、活動領域を絞り込めます。

すると脳はラクになり、そのままスーッと集中に入れるのです。

脳にかかる負担やストレスがなくなる上に、好きなときに好きなだけ集中できる。

これほどメリットが大きいスイッチを使わないなんて、あまりにもったいない話です。

集中を復元しにくいもう一つの原因は、スイッチの「オン」と「オフ」の環境にメリハリをつけていないことです。

午前中はスイッチをオンにして仕事に集中できていたのに、いったんオフにしてランチをとったら、昼休みが終わってもなかなか集中を取り戻せない。

そんな人は、昼休みもデスクに座ったまま、パソコンの前でお弁当やパンを食べていませんか？

それこそが集中を復元しにくい原因です。

仕事に戻ってすぐに集中を取り戻したいなら、オフの間はオンとまったく違う環境で過ごして、気分転換すべきです。

オフィスの外へランチを食べに行ったり、会社の周囲を散歩したりして、行動の振り幅を広げたほうが集中に戻りやすくなります。

仕事をしている間、一人で黙々とパソコンに向かっていたのなら、昼休み中はできるだけ職場の人たちとおしゃべりしましょう。

仕事とはまったく関係のないことや、自分の興味の範囲とは外れた話題を提供してくれる相手だと、なお良しです。

もし、自分が名前も知らないアイドルグループについて相手が延々とし

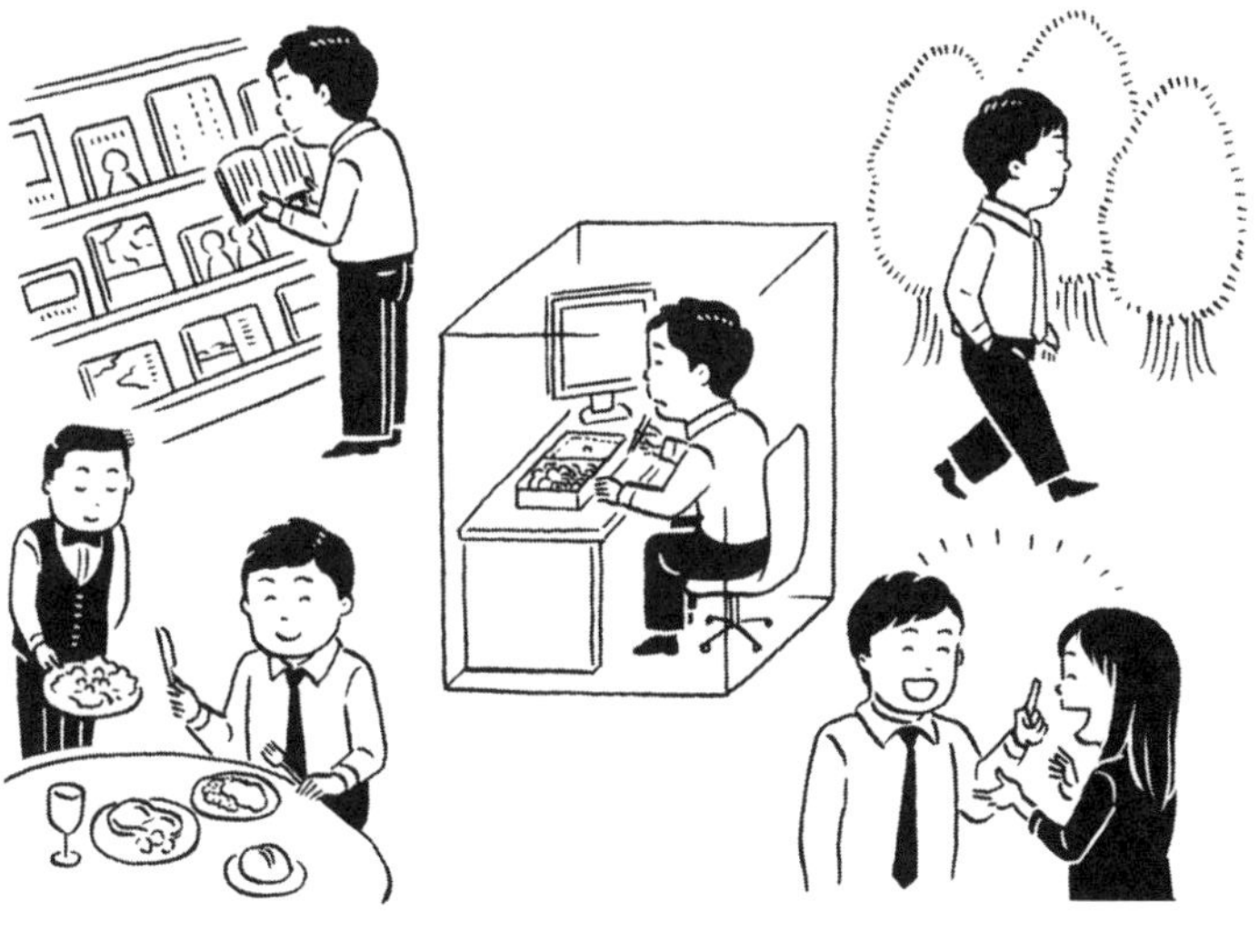

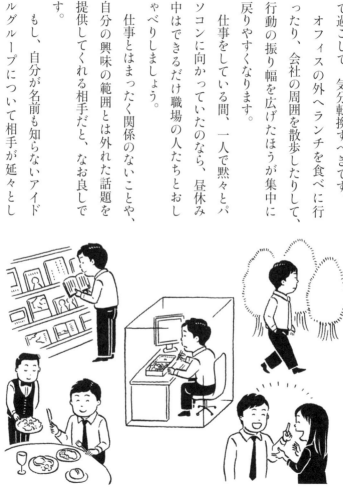

ゃべるのを聞かされたら、「そろそろ仕事に戻りたい」と思うからです。

第3章で「集中」と「拡散」のバランスが大事だとお話しした通り、オフの時間は「やばい、集中しなくちゃ！」と思うくらい脳の働きを拡散させたほうが、仕事に戻ったときにすぐ集中を復元できます。

「イン」も「アウト」も一瞬で切り替える

成功した会社の経営者の多くは、いったん仕事を離れると、実によく遊んでいます。スポーツや趣味をとことん楽しみ、プライベートも充実している。私もそんな経営者をたくさん知っています。

このことは、**「瞬時に集中できる人は、集中から抜け出すのも速い」**という法則を証明しています。

だから仕事ができる人ほど、サッと切り替え、会社を出たらまったく別のことをして脳を拡散させる。そしてまた会社に戻ると、瞬間的に集中を復元する。

これが、瞬間集中の切り替えスイッチを使いこなす人の日常です。

日本では、夜遅くまで残業する人を「粘り強い」と褒める風潮がありますが、実際のところはうだうだしているだけに過ぎません。

うだうだと仕事を続けてなかなか切り上げないので、また仕事を始めるときもうだうだしてしまうのです。

集中の復元力を身につけたいなら、何ごとも「始め」と「終わり」が肝心です。

「あと少し」と粘るよりも、サッと見切りをつけて終わらせる。

こうしてインとアウトを瞬時に切り替えることが、集中の復元力を鍛えるための重要なポイントです。

19

瞬間集中のコツ 19

オンオフをしっかり分けると、切り替えにかかる時間はどんどん短くなる

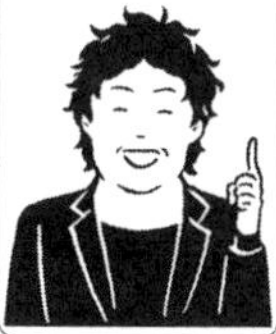

20

「ガス抜き」は脳のマッサージ効果がある

愚痴を言うだけでも、脳はリフレッシュされる

瞬間集中は人生の生産性を上げるための最重要スキルと言っていいものですが、かといって24時間ずっと仕事や勉強への集中と復元を繰り返していたら、脳は疲れてしまいます。

やはり脳にも、「ガス抜き」が必要なのです。

たとえば、仕事の愚痴を恋人や友人に話すことも「ガス抜き」になります。ほんの1分、電話で話すだけでもかまいません。それがあなたの脳にマッサージ効果を与え、疲れを癒してくれます。

すると脳がスッキリして、また集中しやすくなります。

愚痴を言うことが、なぜガス抜きになるのか。

それは**「文脈の多様性」**を確保できるからです。

ある文脈でイライラすることやつらいことがあっても、別の文脈で発散できれば、

また元の文脈に戻ったときにも適応しやすくなります。

例えるなら、1日をずっと同じ色で塗り固めるのではなく、さまざまな色が散りばめられたお花畑のような時間の使い方をイメージするといいでしょう。

「今この瞬間は赤のエリアに集中するけれど、あと10分したら黄色のエリアで思い切り遊ぶぞ」

そんなふうに考えれば、瞬間集中を阻害するネガティブな感情にとらわれることも防げます。

「この仕事にあと10分集中したら、飲みに行くぞ！」

そうやって自分にご褒美を与えることが、ガス抜きになるわけです。

ガス抜きとは、脳に逃げ場をつくることです。

脳の働きは、集中することだけではありません。ほかにも多種多様な働きをしています。

だからこそ、「集中」という働きだけに機能のすべてを使うのではなく、ほかのことをする余地も残してあげるべきなのです。

〝意識高い系〟が凝り固まってしまうワケ

私のブログやツイッターを見ている人はご存知だと思いますが、私はイラストも描きます。

〝ヘタウマ〟と褒めてくださる人もいますが、自分でも「へたくそお絵かき」とツイートするぐらいのクオリティです。

しかし私にとっては、「脳科学者である自分」と、「アホみたいなイラストを描いている自分」という、まったく異なる文脈を持つことが大事なのです。

何のためにやっているのかわからないようなことを、あえて実行するからこそ、「なぜ自分はこんなことをしているのだろう?」と脳が探り始めます。

私の脳が出した結論は、「創造性の本質を広く伝えたいからだ」というものでした。

創造性は、脳科学にとって重要なテーマです。

小さい子どもが描く絵も決してうまいとは言えません。

しかし、うまくはないにしても人々の心に訴えかける独自の何かがあると言えるでしょう。

だから私も子どものようなイラストを描くことで、「創造性とは何か」をみなさんに伝えたいのだ。

最近はそんなふうに考えるようになりました。

一見すると自分の仕事とはまったく異なる文脈に手を出したからこそ、そこで感じたことや学んだことが脳で復元され、また仕事に役立てることができる。

それを実感できたのは、私にとってもおもしろい体験でした。

こうした「遊び心」は、単なる息抜きと思われがちですが、実は集中を〝復元・統合〟するためには非常に重要なことなのです。

人によっては「自分はそんなくだらないことに手を出す暇はない」と考えるかもしれません。

しかし、「自分が集中するのはこれだけ」と決めてしまうと、脳はガチガチに凝り固まってしまいます。

〝意識高い系〟と呼ばれる人たちの問題点も、そこにあります。

「自分は偏差値の高い大学に入り、就職に有利なゼミやサークルに入って、人気企業ランキングの上位5社から必ず内定をもらう!」

そんなふうに自分の文脈を一つに決めつけてしまうと、脳にとって「拡散」の振れ幅があまりに狭くなります。

いつも同じ環境で、同じ仲間と過ごし、同じ体験を繰り返す。

それでは脳が拡散する機会がほとんどなく、集中状態にも入りにくくなります。

特に若い頃は、さまざまなことに興味の対象を広げ、将来目指すキャリアや人生に関係なさそうなことに集中するという体験が大事です。

すると、本当にやりたいことを見つけたとき、それがギュッと自分に戻ってくる。

そして、「自分はこれに集中する!」と絞り込めるのです。

多様な文脈を持つからこそ、自分の仕事や勉強の生産性を伸ばせる。

そのことをぜひ知ってもらいたいと思います。

「ダラダラ時間」が集中力を復元する

「あ～、またダラダラしちゃった」

そんなふうに後悔することは誰にでもあります。

しかし、それをネガティブにとらえる必要はありません。

なぜなら、ダラダラする時間も脳にとっては重要な意義があるからです。

集中力を発揮するには、脳を「デフォルト・モード・ネットワーク（DMN）」にすることが必要だとお話ししました。

これは、ボーッとしたりダラダラしたりして、脳が「オフ」の状態になることです。完全に脳の働きが止まるわけではなく、自動車がアイドリングしている状態をイメージしてください。

脳はDMNの間に、外部からインプットした情報や知識を整理しています。また、仕事やプライベートで気にかかって

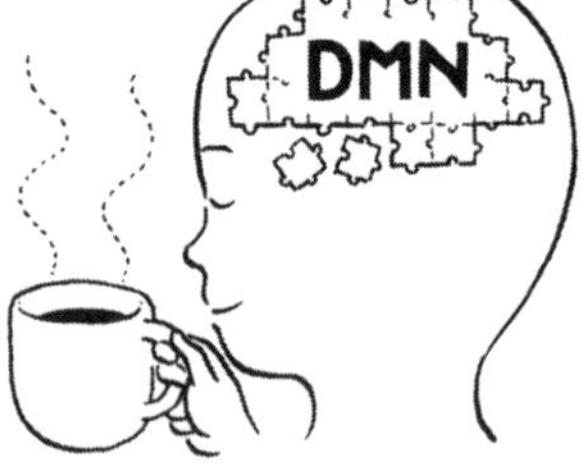

いることや悩んでいることも、この間に整理されます。

だから再び脳がスイッチを「オン」に切り替えたとき、瞬時に集中状態に入って、アウトプットを出せるのです。

ついダラダラしてしまったら、「脳に必要なメンテナンスモードに入ったのだ」と考えましょう。

ダラダラしたことをネガティブにとらえて後悔すれば、集中力の復元を邪魔します。

あの羽生善治さんも、将棋の対戦がないときは、家でゴロゴロしたり散歩したりと、DMNに入っているそうです。

ダラダラしてしまったら、「よし、集中状態に戻りやすくなったぞ！」とポジティブにとらえる。

その前向きさが、あなたの集中復元力を高めてくれます。

瞬間集中のコツ20

集中力復元のためには、ダラダラしたり、脳の逃げ場をつくることが大切！

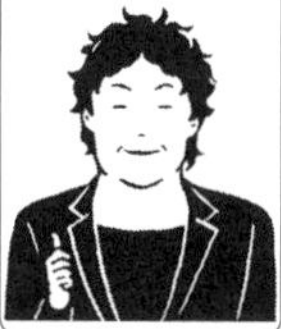

21

時には自分への ダメ出しも必要

自分を客観視できると、集中の質が高くなる

私はプレゼン資料などをつくるとき、瞬間集中の合間にふと手を止めることがあります。

そして「この仕事は本当にうまくいっているのか？」と振り返ってみるのです。手を止めたからといってぼんやりするのではなく、これも集中の一部という感覚です。

クリエイティブな仕事をするときは、自分の考えやアイデアを信じることも必要ですが、同時に「本当にこれでいいのか？」と成果を検証することもあるでしょう。

それと同じように、集中の合間に自分の仕事がうまくいっているかを客観的に振り返ることは、仕事のクオリティを上げるために必要不可欠です。

「検証のための集中」を挟むことで、仕事への集中を復元したときに、よりレベルの高いアウトプットを出すことができるのです。

このとき、脳の中で起こっていることをイメージするなら、「自分の中にアクター（行為者）とクリティック（批判者）の両方がいる」と考えるとわかりやすいと思います。

アクターは実際に行動する自分で、クリティックはその行動をチェックするもう一人の自分です。

つまり、**「自分にダメ出しできる自分」を持つ**ということです。

この脳の働きを「アクタークリティックモデル」と呼びます。

みなさんも、「メタ認知」という言葉を聞いたことがあるのではないでしょうか。

これは、自分自身を外から見ているかのように客観的に見つめ、自分の思考や行動を認識することです。

アクタークリティックモデルは、メタ認知の概念をわかりやすく表したものと考えてもらえばいいでしょう。

「自分との対話」で判断力が磨かれる

メタ認知力を磨くには、「自分との対話」を習慣にすることをおすすめします。

私はランニングをするのが日課ですが、いつも走りながら自分と対話しています。

「今日の調子はどうだ?」

「もう少し距離を伸ばしてみるか?」

こうしてあたかも**〝もう一人の自分〟とおしゃべりするように、自分で自分に問いかけます**。

「今日はあと3キロいけそうだ!」と答えが出ることもあるし、「足が痛いから今日はここで終わり!」という答えが出ることもあります。

自分との対話は、状況を素早く認識し、瞬時に適切な判断を下すトレーニングになるのです。

「よし、いけるぞ!」と判断した場合は、トップスピードで集中している脳をさらに加速させればいいでしょう。今取り組んでいることの速さと質を極めるには、正しい決断です。

ただ、それと同じくらい、**必要以上に無理をしないこと**も大事です。

これまで話した通り、瞬間集中を復元しやすくするには、時にはDMNに入って脳をアイドリングさせたり、文脈を変えてガス抜きをすることが重要です。

これも自分との対話を心がけていれば、「ちょっと無理しすぎているから、そろそろガス抜きしたほうがいいのでは?」「集中が切れかけているから、いったんデスクを離れて休憩したほうがいいかな?」といった問いかけによって、適切なタイミングでサッと集中から抜け出せます。

そのほうが、また仕事や勉強に戻ったときも、瞬間的に集中を復元できるのです。

仕事や勉強のクオリティを上げるには、メタ認知で自分のコンディションを把握し、集中スイッチのオンとオフを切り替えるよう心がけましょう。

〝ちゃぶ台返し〟で阻害要因を取り除く

アクタークリティックモデルで仕事や勉強の成果を検証した結果、「どう考えてもうまくいっていない」という結論になることもあります。

そんなとき、私は思い切って〝ちゃぶ台返し〟をします。

たとえば、仕事相手と会議をしていて、「これは課題設定も議論の進め方も間違っているぞ」と気づくことがあります。

それをはっきりと指摘して、いったん場をひっくり返してしまうのです。

「このテーマについて議論する必要って、ありますか？　もっと言うなら、この会議自体がそもそも必要ないのでは？」

私がそう発言すると、その場は一時的に混乱します。

しかし、うまくいっていないやり方でそのまま進めても、その会議では何の結論も出ないし、時間がムダになります。

それに誰かが「この仕事はうまくいっていない」と気づく仕事は、ほとんどの場合、その場にいるほかの人たちも集中できていません。

だったら、そのまま続けることに意味はないでしょう。

それよりも、一度前提をすべて崩してしまい、一から会議の課題設定や進行を組み立て直したほうが、そこにいる人たちの集中も復元できます。

その結果、仕事のスピードもクオリティも間違いなくアップするはずです。


このように、**ちゃぶ台返しには、集中の阻害要因を取り除く効果があります。**

自分と対話した結果、「どうもおかしい」と感じたら、ある程度まで進めた仕事でも、ゼロの状態に戻したほうがいいときがあるのです。

せっかく途中まで進めた仕事の成果をなかったことにするのは、勇気が必要です。

だからこそ、目の前のことに瞬間集中し、適切に判断する力が養われるのです。

やるべきことだけに集中するのが得策の場合も

とはいえ、脳が違和感を覚えたからといって、すべての場面でちゃぶ台返しが有効なわけではありません。

私はテレビや雑誌で取材を受けることも多いのですが、インタビュアーは話を聞くのが仕事のはずなのに、たまに自分のことばかり話す人がいます。

するとこちらも「この人、何しに来たんだろう?」と思ってしまい、取材に集中しにくくなります。

ただ、この場合はちゃぶ台返しをするわけにいきません。カメラやレコーダーが回っているし、私から「インタビュアーを変えてください」とは言えないからです。

そんなときは、集中の阻害要因になるべく目を向けないようにして、自分がやるべきことだけに集中するのが得策です。

インタビュアーが関係のない話をし続けても、相手が言い終わった瞬間に、取材テーマについて私が話すべきことを話す。また相手が自分の話をしても、それが終わった瞬間に、再び私が話すべきことを話す。

こうやって、「自分の話ばかりするインタビュアー」という集中の阻害要因に目を向けず、私がやるべきことを粛々とやり続けます。

これはなかなか忍耐力がいる作業ですが、ここでイライラしたり怒ったりしたら、ネガティブな感情が発生して、ますます集中が邪魔されます。

よって、「他人が自分の集中を阻害している」と気づいても、感情に流されるのではなく、「ここは自分がやるべきことに集中するのが合理的だ」とロジカルに考えてください。

ちゃぶ台返しにしろ、自分がやるべきことに集中するにしろ、いずれの場合も**「今、何が起こっているか」を見極めるのに集中し、「ここで何をすべきか」を瞬間的に決断すること**が欠かせません。

アクタークリティックモデルで検証することは、脳の状況判断能力を高め、正しく選択する能力を磨いてくれるのです。

瞬間集中のコツ21

自分を客観視して成果を振り返ることが、より深い瞬間集中につながる

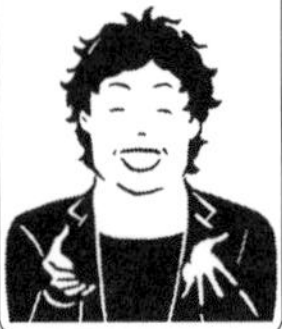

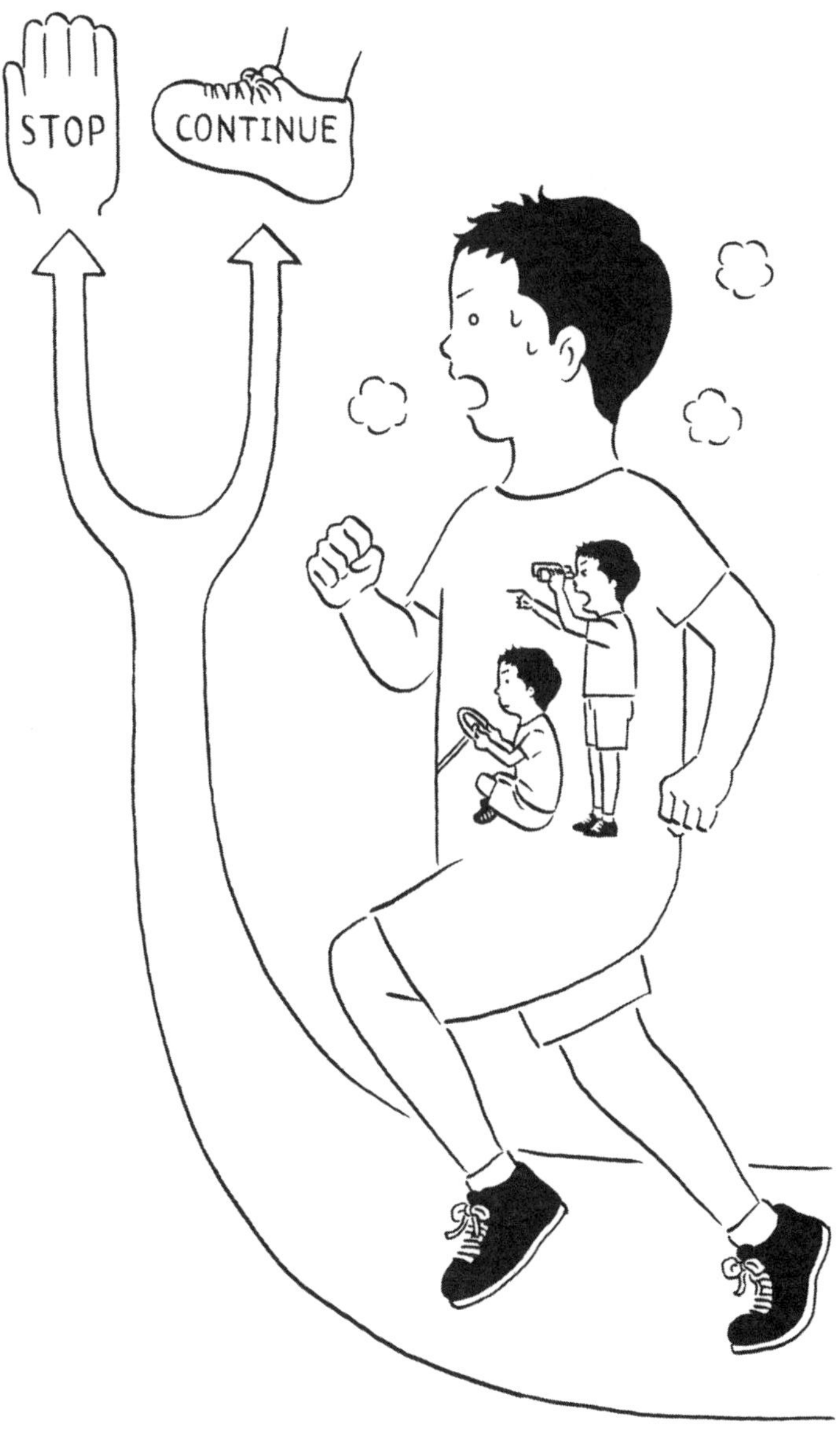
STOP
CONTINUE

第5章

今を楽しむための「瞬間集中」

——他人に支配されず、自分の時間を生きる

22

夢も目標も「瞬間集中」で叶う

「やりたいこと」は無限にあっていい

瞬間集中とは、対象を一つのことに絞り込み、ほかは捨てることだ。

この本では、繰り返しこのように説明してきました。

ただし、誤解があってはいけないので、ここで大事なことをお伝えしておきます。

私が言っているのは、「やりたいことを減らせ」という意味ではありません。

むしろ**「やりたいこと」の数は、多ければ多いほどいい**のです。


やりたいことがたくさんあるからこそ、そこから厳選して絞り込んだ「たった一つのこと」のクオリティがとてつもなく高まります。

プレゼンや講演を聞いていて、「この人の話は迫力があって心に響く！」と感動した経験はみなさんにもあると思います。

それは「本当は話したいことがこの10倍も100倍もあるけれど、それをあえて一つに絞り込んだもの」だからです。

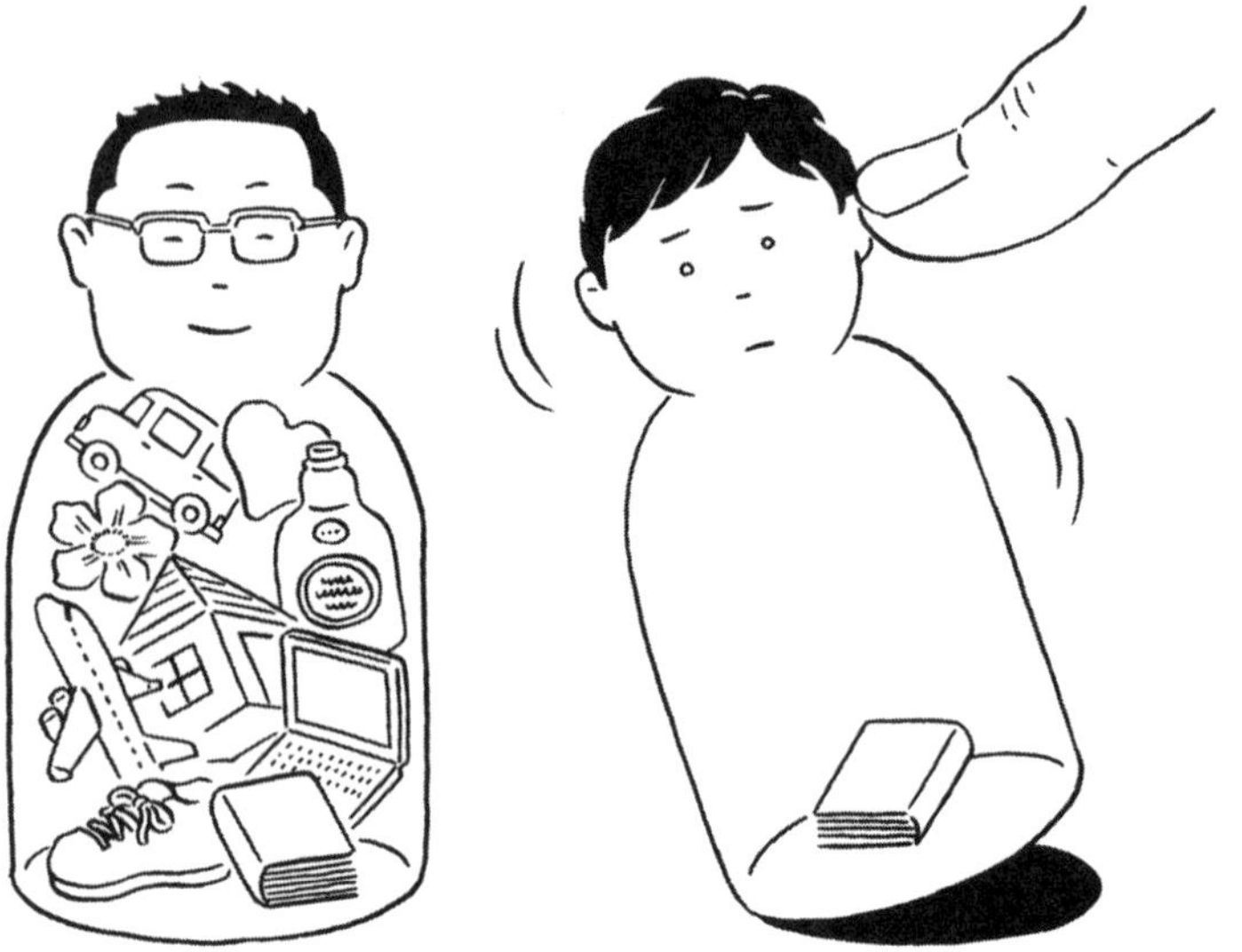

だから話の密度も、ほかの人の10倍や100倍に高まるのです。

経験の浅い若手や学生がプレゼンすると、中身がスカスカだったり、途中で話すことがなくなって時間を持て余したりします。

なぜかと言えば、もともと「話したいこと」がそれほどないからです。それを何とか持ち時間までつなごうとするために、水で薄めたジュースのように味気ない内容になってしまいます。

私はダライ・ラマ14世に二度お目にかかっていますが、この方も非常に好奇心旺盛です。

まるで子どものように、さまざまな話題に興味を示してくださったのが印象的でした。

おそらくダライ・ラマ14世は、常に世界中の出来事に関心を寄せていて、世界のために自分がやりたいことや話したいことが無限にあるのでしょう。

だからこそ、その言葉の一つひとつが多くの人の胸を打つのです。

デザインやアートでも、一見シンプルなものほど心に響くことがあります。

これもやはり、表現したいことがたくさんある中で、あえて要素を絞り込んでいるからです。

日本でも人気が高いキャラクターの「ミッフィー」は、ひと筆描きできそうなほど単純な造形です。

しかし、ミッフィーは簡単につくられたキャラクターではなく、現在のミッフィーの顔に落ち着くまでに生みの親のディック・ブルーナ氏は試行錯誤を繰り返したそうです。

そもそも、ミッフィーをつくるきっかけとなったのは、ご自身の息子さんにねだられたからだそうです。

目や口のサイズ、配置にまで何度もこだわったのは息子さんや世界中の子どもたちに、数多くの幸せな気持ちをプレゼントしたいという一心だったのではないでしょうか。

子どもから大人まで誰が見ても愛らしいと感じ、心惹かれる一匹のうさぎは、「伝えたいメッセージ」が多くあったからこそ生まれたとも言えるでしょう。

無限の「やりたいこと」が脳に良い圧力をかける

やりたいことが多いからこそ、絞り込んだものの質は高くなる。

これはどんな仕事にも共通する法則です。

もちろん、一般企業で働くビジネスパーソンにも当てはまります。

目の前にある一つの仕事に集中できる人は、「もしこの仕事に集中していなかったら、今この瞬間に何をしたいですか？」という問いに対し、即座に10や20は「やりたいこと」を挙げられます。

一方、同じ質問をされて「う〜ん、特にないです」と答える人は、目の前にあるたった一つの仕事にさえ集中できません。

やりたいことが無限にある人は、「ほかのやりたいことを捨ててまで、今これに集中しているのだ」と思うので、脳がますます目の前のことを重要だ

と認識します。

そして「絶対にこれを成功させるぞ」と集中をどんどん深めていけるのです。

同時に「これを早く成功させて、次のやりたいことをやるぞ！」と思うので、瞬間集中のスピードも加速します。

常に「やり残し感」がある状態なので、次の瞬間集中にも入りやすくなるのです。

このように、**やりたいことのストックが多いほど脳にかかる圧力が高まり、ものすごいスピードで瞬間集中へと向かわせてくれます**。

ですからあなたも、「やりたいこと」を思う存分増やしてください。

それが、集中のための脳内環境を整えてくれます。

瞬間集中のコツ22

「やりたいこと」は何個も決めておこう。そうすれば、一つひとつの集中の質はさらに高くなる

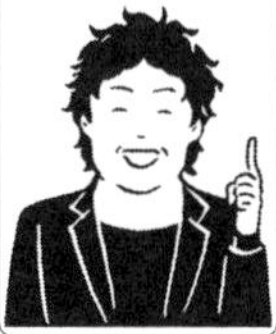

23

成功している人は「隠れ集中」が得意

仕事とは〝イースターエッグ〟である

私は「仕事とは、〝イースターエッグ〟のようなものだ」と考えています。

〝イースターエッグ〟とは、キリスト教の復活祭を祝うためのアイテムです。カラフルに装飾した卵を家の中や庭に隠しておき、子どもたちがそれを探す「エッグハント」は復活祭の定番行事です。

それが転じて、「ある日時になると、隠された仕掛けが飛び出す」というたくらみのことも〝イースターエッグ〟と表現されるようになりました。たとえばコンピュータの世界では、ソフトウエアやゲームに仕込まれた隠しコマンドやメッセージが〝イースターエッグ〟と呼ばれています。

仕事の本質も、これと同じではないでしょうか。

日々の仕事は、〝イースターエッグ〟を仕込む作業です。

子どもたちを驚かせるためのサプライズを準備するように、誰にも知られることなく黙々と作業をします。

その努力は、イースターが来るまで周囲には伝わりません。だから誰にも褒められず、孤独な時間が続きます。

自分が達成感や満足感を得られるのは、ずっとあとです。

イースター当日に子どもたちが卵を見つけて喜んでくれるように、仕事の成果が形になって初めて、周囲からの評価や報酬が得られるのです。

仕事で成果を出すには、仕込みの期間も「自分がやりたいからやっている」と思えることが大事です。

誰かが褒めてくれなくても、やりたいことなら集中できるし、成果が形となって現れるまで頑張ることができます。

成果を出すまでのプロセスで、「どれだけ集中したか」をアピールしても仕方ありません。また、他人と自分の集中力を比べたり、競ったりするのも意味がありません。

仕事の勉強も、「結果がすべて」なのです。

「隠れ集中」で結果も評価も手に入る

スティーブ・ジョブズは、「Real Artists Ship（本当の芸術家は、出荷する）」という言葉を残しています。

「脳内にどれだけ素晴らしいアイデアがあっても、どれだけ感性が優れていても、それが形になって世に出なければ伝わらない」という意味です。

瞬間集中が大事なのは、「今、この瞬間に結果を出すため」ではありません。

いつかやって来る〝出荷〟の瞬間に、大きな結果を出すためです。

それまで、他人に見えない「隠れ集中」を続けられるか。

それが成果を出すためのカギになります。

2016年に公開された映画『君の名は。』は、邦画の興行収入歴代2位の大ヒットを記録しました。

その制作期間は2年間ですが、新海誠監督の頭の中には、さらにずっと前から物語のアイデアがあったはずです。

まさに何年もの間、「隠れ集中」を続けたからこそ、これだけの大成功を収めたのです。

もちろん隠れ集中の間も、自分で自分の脳にご褒美をあげることは大事です。

ゲーミフィケーションで脳を楽しませながら、「やった！　10分で資料を1枚仕上げたぞ！」と自分を喜ばせて小さな成功体験を積み重ねれば、瞬間集中は加速するからです。

ただし、その集中を他人に見せびらかす必要はありません。

最近はツイッターやフェイスブックで、「今日はこれだけ頑張りました！」と報告する人が増えました。

しかし、成果報告を小出しにすればするほど、その仕事が完成したときに周囲に与える効果は小さくなります。

「ああ、あの企画ね。前から準備してるって、自分で言ってたじゃない」

そう言われておしまいです。

でも、人知れず隠れ集中を続け、最後の最後に成果を発表すれば、周囲に与えるインパクトは絶大です。

「いつの間にこんなことやってたの！　すごいね！」

そんな驚きや感動を多くの人に与えることができれば、あなたの評価は最大限に高まります。

そのときに得られる喜びは、ＳＮＳでこまめに「いいね！」をもらうより、何倍も何十倍も大きいはずです。

頑張ったことだけで満足してしまう人は、ビジネスの世界ではアマチュア止まりということ。隠れ集中を積み重ね、成果を形にして世に送り出せる人だけが、プロのビジネスパーソンと言えるのです。

瞬間集中のコツ23

人に自慢せず、「隠れ集中」を続ければ、周囲に褒められるような大きな結果が出る

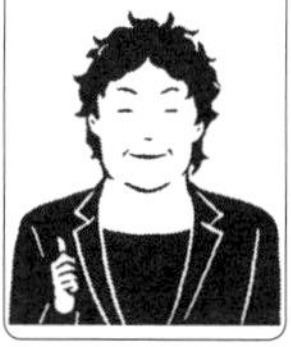

24

「瞬間集中」で毎日は楽しくなる

24

仕事の不平不満は脳内整理で片づく

瞬間集中が身につき、自由自在にフローに入れるようになれば、毎日を楽しく過ごせるようになります。

裏を返せば、「仕事が楽しくない」と不平不満を口にする人は、集中が苦手ということです。

脳内が散らかって整理されていないと、集中の対象を絞り込めないし、「なぜ今これをやるのか」を自分で納得できません。

だから「どうして私がこんな仕事をしなくちゃいけないの?」と不満に思うのです。

それに対し、**集中の対象を絞り込める人は、頭の中で「社会と自分の関わり方」まできちんと整理できます。**

「自分はなぜこの仕事をしているのか」を正しく理解しているので、納得して仕事に取り組むことができるのです。

私の知り合いには役者も多いのですが、演技の仕事だけで食べていけず、アルバイトをしている人がたくさんいます。

もし「俺は役者なのに、なんでアルバイトなんかしなくちゃいけないんだ」とブツブツ言っていたら、毎日がどんどんつまらなくなるでしょう。

でも「飲食店で皿洗いをした経験も、演技の幅を広げるのに役立つかもしれない」と考えれば、アルバイトはがぜん楽しくなるし、皿洗いにも集中できます。

しかも、「すべての社会経験は演技に役立つ」と思えば、役者の仕事をしている間もあらゆる過去の集中を復元しようとするので、瞬間集中はより速く深くなります。

よって、アルバイトを楽しめば楽しむほど、役者の仕事でも良い結果が出せるという好循環が生まれるのです。

これとは逆に、役者時代の経験をビジネスに活かしているのが、サードウェーブコーヒーの旗手として注目される「猿田彦珈琲《さるたひここーひー》」の経営者、大塚朝之《おおつかともゆき》さんです。

10代の頃から俳優をしていた大塚さんは、20代半ばでコーヒーのおもしろさに目覚め、起業家に転身しました。

飲食店の経営と役者の仕事はまったく接点がなさそうですが、大塚さんは「役者としての経験が、現在の仕事にも活きている」と話しています。

「まあ、いいや」と中途半端に投げ出すことが許されない真剣勝負の現場でハングリー精神が養われたことや、カメラや観客の目を通して自分がどう映るかを常に考えていたことなどが、経営者として会社を成長させたり、お店のブランドイメージを構築するのに役立っているそうです。

まさに「瞬間集中の〝復元・統合〟」の実践者です。

それができるのも、大塚さんが役者時代に演技の仕事に集中し、思い切り楽しんでいたからでしょう。

役者時代はまったく売れず、オーディションで落ちたことが何度もあるそうですが、そのときに「こんな仕事はつまらない」と不平不満ばかり言っていたら、その経験から何も学ぶことはなかったし、過去の集中を現在に活かすこともできなかったはずです。

目の前の仕事を楽しめば楽しむほど、必ず結果となって自分に返ってくるのです。

「瞬間集中」を手段にしてはいけない

どんな仕事でも、中長期的なゴールがあります。

瞬間集中の目的は「10分で営業資料を1枚つくる」だったとしても、その先には「今月の営業目標を達成する」「半年で新規の顧客を20社開拓する」といった目標があるはずです。

このとき、「今月の目標を達成するのに必要だから、今は仕方なく資料をつくっている」と考えてしまうと、一気に目の前の仕事がつらくなります。

つまり、**「今ここで瞬間集中すること」が目的達成のための手段になってしまうと、その行為が楽しくなくなってしまうのです。**

これはフローとは真逆の状態です。

フローとは「今やっていることが楽しくて仕方ない状態」です。

「今ここで瞬間集中すること」そのものが喜びになるのですから、ほかに何もご褒美はいりません。

本人にとっては、フローに入ること自体が蜜の味なので、それを味わいたくて何度でも繰り返し瞬間集中に入っていきます。

今この瞬間を楽しめば楽しむほど、その行為は持続可能になり、大きな成果を出せるのです。


持続可能であることは、「幸せであること」にもつながります。


「たとえ結果が出なくても、他人から報酬をもらえなくてもいいから、自分はこれをやり続けたい」

そう思えるものが見つかることほど、人生において幸せなことはありません。

フローの達人としてご紹介した宮崎駿さんは、大ヒットアニメを多数生み出していますが、この成功はあくまで「結果」に過ぎません。

宮崎さんは「この作品を大成功させて、お金と名誉を手に入れるぞ」などとは、これっぽっちも考えていないでしょう。

自分が楽しくて仕方ないことを、ただただやり続けたら、それが結果的に成功を呼び込んだということです。

目の前の仕事をひたすら楽しんでいただけなのに、結果までついてくる。
瞬間集中を身につければ、こんな幸せを手に入れることも夢ではありません。
あなたもぜひ、フローに入る喜びを脳にしっかりと刻み込んでください。

瞬間集中のコツ24

瞬間集中やフローを手段にしてはいけない。目の前の仕事が楽しくなれば、結果はついてくる

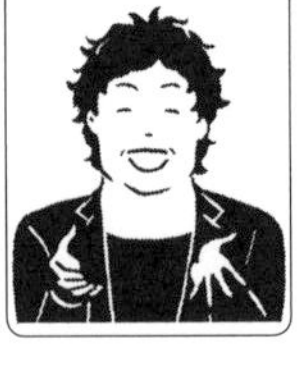

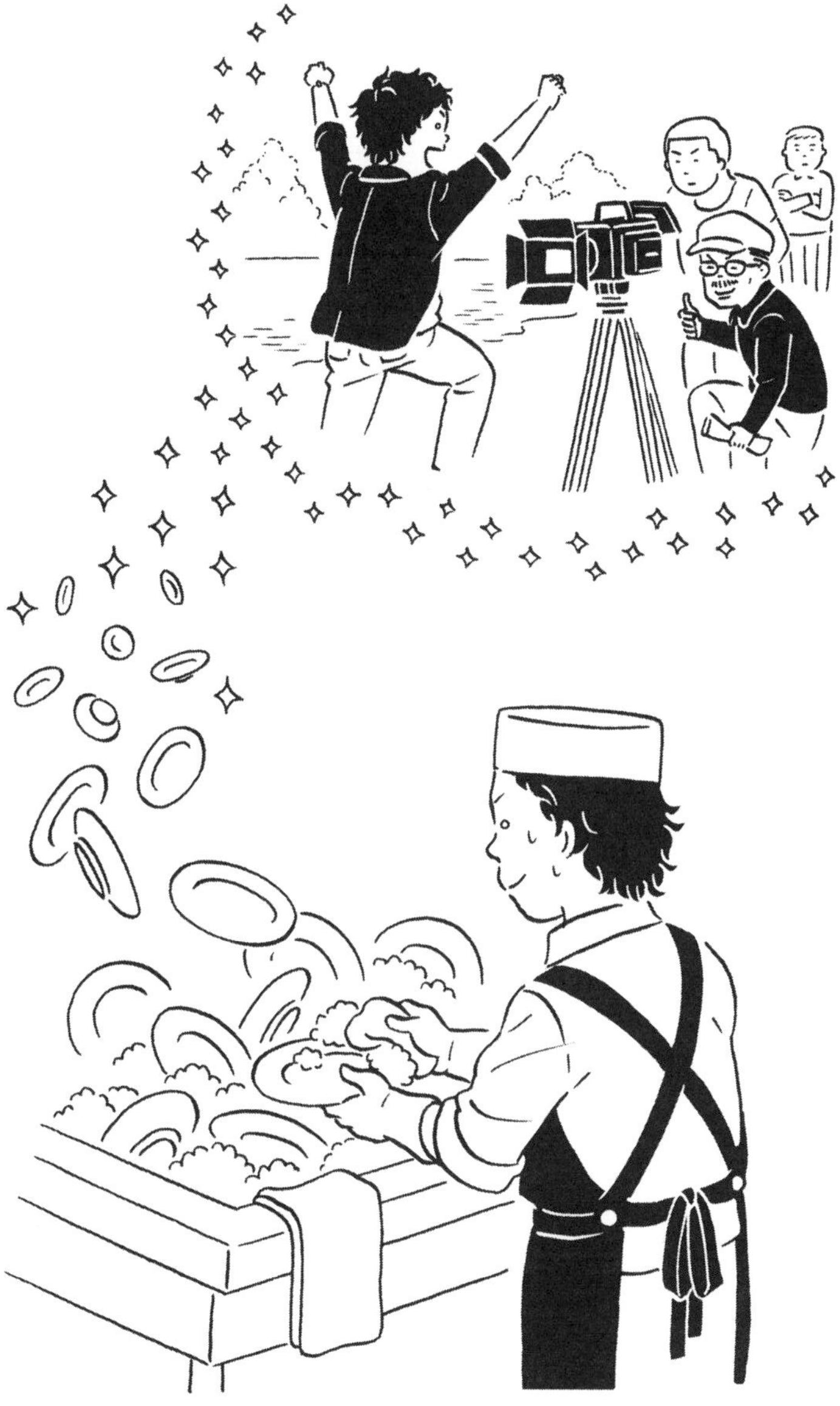

25

「おもしろさの閾値」を見つけ出そう

25

ある境目を超えると、一気にハマる

仕事や勉強がおもしろくないという人に、私はいつも「『おもしろさの閾値《しきいち》』を超えなさい」とアドバイスします。

「閾値」とは「境目となる値」のことです。

それまでつまらなかったことが、閾値を超えた瞬間、おもしろく感じられる。

つまり、**おもしろさが0から1になるラインが「おもしろさの閾値」**です。

そこを超えれば、あとは脳がどんどん喜びを感じるようになり、苦労しなくても瞬間集中できるようになります。

いわゆる「ハマる」という状態になるわけです。

おもしろさの閾値を超えることは、誰にでもできます。

小学生だって、ごく普通にやっています。

算数が苦手だった子が、ドリルの問題を解けたことでおもしろさの閾値を超え、どんどん算数好きになるのはよくあることです。

もちろん、あなたにもできます。

今は仕事がおもしろくないと感じていても、すぐに投げ出さず瞬間集中を続けていると、その間に脳が閾値を超えるための処理をしてくれます。

脳の働きを深い層まで掘り下げ、おもしろさの概念をつくり上げて、「これっておもしろい！」と感じるラインまで引っ張り上げてくれるのです。

「深掘り」でどんなこともおもしろくなる

おもしろさの閾値を超えるまでは、表面上は何の変化もないように思えます。

英語の勉強を始めても、すぐにペラペラになるわけではないので、しばらくの間は「勉強しても全然上達しなくてつまらない」と思ってしまいがちです。

ところが、この「サイレント・ピリオド」を抜けた瞬間、「英語のニュースが聞き取れる！」といったブレイクスルーが訪れます。

そうなれば、英語の勉強が楽しくて仕方なくなります。

仕事も同じです。

私の知り合いの編集者は、新卒で入社してすぐ校閲に配属されました。

その人は「編集者になりたくて出版社に入ったのに、どうして校閲なんかに」と思い、最初のうちは仕事がおもしろくなかったと言います。

それでもせっかく入った会社だからと、目の前の仕事に集中するうちに、校閲の仕事がとても奥深いことに気づきました。

そして、より正確な仕事をしようと知識とスキルを磨くうちに、「校閲の仕事はおもしろい！」と感じるようになったそうです。

こうしておもしろさの閾値を超えた瞬間から、ますます校閲の仕事に深く集中できるようになり、会社からも仕事ぶりを高く評価されるようになりました。

その実績が認められ、数年後に念願だった編集者になれたのです。

たとえ最初に思い描いた目標やゴールとは違っても、瞬間集中の技術を身につければ、どんな仕事や勉強にもハマることができます。

そして与えられた仕事で高い実績を出せば、必ずその瞬間集中力を誰かが認めてくれます。

「今の仕事でこれだけの集中力を発揮できるなら、別の仕事でも高い成果を出せるだろう」

そう評価して、チャンスを与えてくれる人が現れるはずです。

瞬間集中を習慣にして継続できれば、つまらないことをおもしろくすることができる上に、活躍のフィールドも広がります。

瞬間集中を身につけることは、あなたの人生の可能性を大きく広げてくれるのです。

瞬間集中のコツ25

「つまらない」と感じる仕事や勉強も、瞬間集中し続ければおもしろくなる

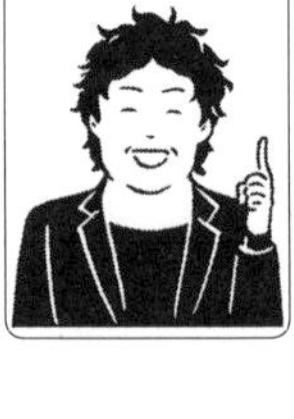

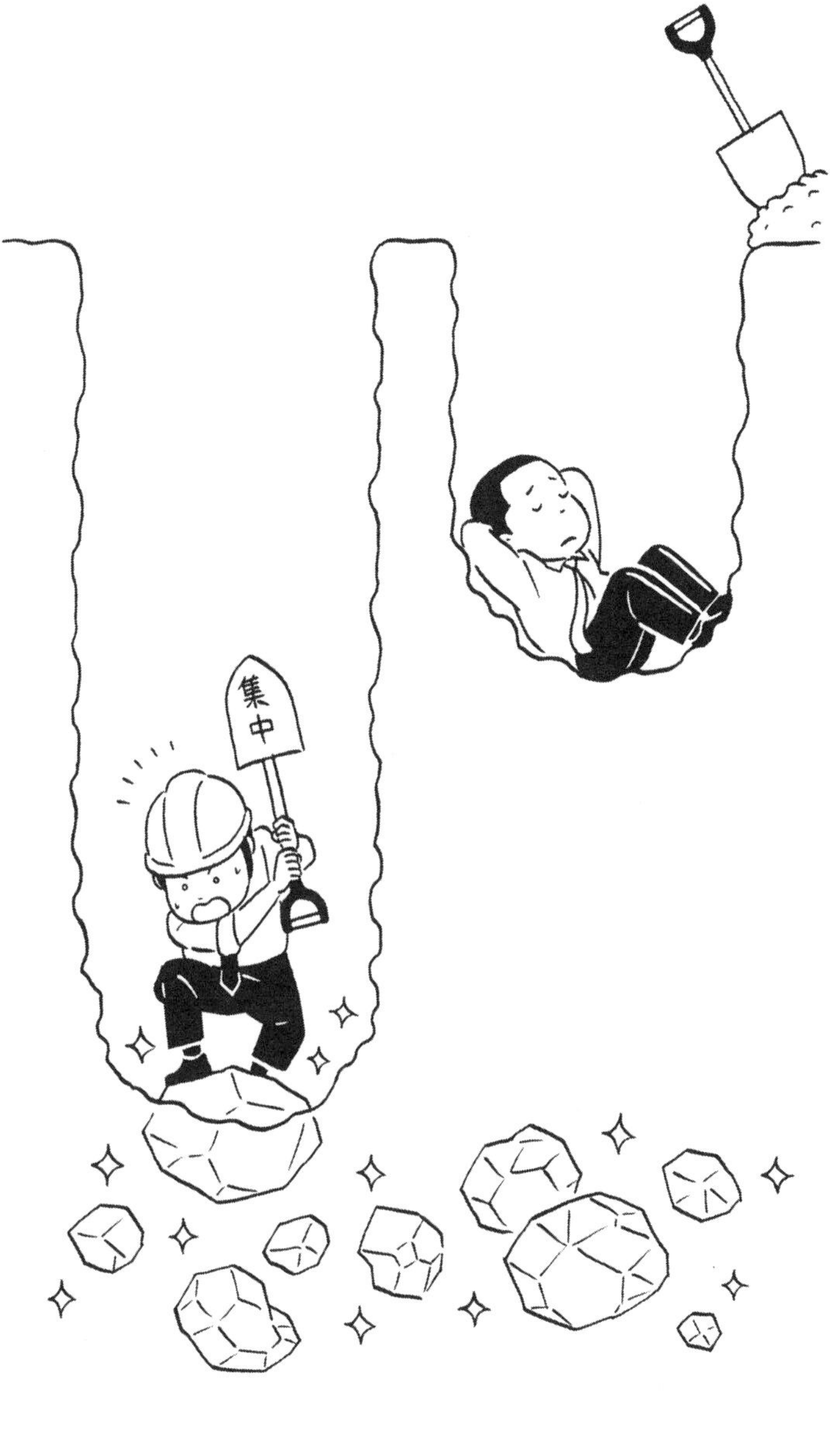
集中

26

「瞬間集中」で人生はもっともっと輝く

指示待ち人間を脱して、「ラストマン」となれ

これからの時代に社会や企業から求められるのは、どんな人材でしょうか。

それはズバリ、**「自分で選択と決断ができる人」**です。

適切な選択と決断をするには、瞬間集中が絶対に不可欠です。

その場の状況を正しく把握し、分析して瞬時に答えを出すには、とてつもない集中力を必要とするからです。

他人から与えられた指示通りに仕事を処理するだけなら、コンピュータやロボットで間に合います。

しかも処理速度では、機械に人間はかないません。

ただの「指示待ち人間」は、今後ますます不要になるでしょう。

赤字に陥っていた日立グループの業績をV字回復させた日立製作所の前会長（現・東京電力ホールディングス会長）・川村隆さんは、社員たちに**「ラストマンになれ」**

と伝えているそうです。

最終的な責任は自分でやりきる覚悟を持ち、やるべきことを自分で選択・決断できる人間になりなさい。

それが「ラストマン」に込めたメッセージです。

そして社員たちも、その期待に応えています。

2015年に日立製作所がイギリスの鉄道会社から運行管理システムの入札を勝ち取った際も、いちいち日本の本社におうかがいを立てるのではなく、現地に駐在する社員の判断で戦略を立てたことが勝因になりました。

ビジネスがグローバル化し、変化のスピードが加速している現在は、誰かが答えを出してくれるのを待っていたら、チャンスを逃すことになります。

「上司に言われたことしかやらない」というのは、過去の成功事例を繰り返すことでしかありません。

しかし現在は、これまでにない新しい価値を生み出し、イノベーションを起こすことでしか成長できない時代です。

つまり「常識をくつがえせる人」が必要なのです。

だからこそ、**過去ではなく「今この瞬間」に集中し、「今、何をすべきか」を決められる人**が求められます。

そもそも「指示待ち」は、ムダな時間でしかありません。

その間は何もできず、仕事がストップするので、残業は増える一方です。

個人が自分の時間をフル活用できなければ、会社全体の生産性も上がりません。

企業の生産性が上がらなければ、日本全体としてもイノベーションを生み出せず、世界にますます遅れをとることになります。

26 「自己プロデュース力」があなたの人生を決める

これまで日本の企業では、会社や上司に与えられた仕事を従順にこなす人が大半を占めていました。

「株式会社ジャパン」は、そういう文化の上に成り立ってきたのです。

そのため日本人は、自分で選択や決断をするという経験が圧倒的に足りません。

だからどんなことでも、外から指示が来ると思い込んでいます。

私の講演会でも、「英語の勉強をするには、どの教材を読めばいいでしょう?」といった質問をされることがよくあります。

しかし、その問いに他人が答えることはできません。

「何のために英語を勉強するのか」「今の英語力はどの程度か」「いつまでにどれくらい上達したいのか」といった諸々の条件によって、選択すべき教材はまったく違ってくるからです。

これらの条件を正確に把握できるのは、自分しかいません。

答えは、自分で出すしかないのです。

自分のことは自分で選択し、決断できる。

これはすなわち「自己プロデュース力」です。

自分はどんな仕事をして、何を成し遂げ、どんな人生を送りたいか。

それをプロデュースできるのは、自分だけです。

人間は他人の脳をコントロールできません。

上司や親に「もっと集中しなさい」と言われても、その通りにできなかった経験は誰にでもあるでしょう。

脳の機能を考えれば、それは当然のことです。

だからこそ、「自分は何に集中するのか」は自分で取捨選択するしかありません。

人生とは「瞬間的な選択」の連続

瞬間集中を日常的に繰り返せば、判断力や決断力は研ぎすまされていきます。

集中の対象を選ぶには、たくさんある「やりたいこと」に優先順位をつけなくてはいけません。

一つを選び、ほかを捨てることには、リスクも伴います。

Aの案件に集中している間、Bの案件はしばらくストップするのですから、優先順位の判断を間違えれば、「Bが締め切りに間に合わなかった」ということにもなりかねません。

その責任を自分で負うからこそ、判断力や決断力が高まるのです。

「自分以外に責任をとる人はいない」という〝**一人社長**〟のつもりで瞬間集中を繰

り返せば、自己プロデュース力は加速度的に磨かれます。

その一方で、自分で決断することは、人生の喜びや楽しみを増やしてくれます。「自分はこの課題に集中する」と決めて取り組んだことには、誰しも特別な思い入れを持つものです。

同じ資料づくりでも、自分がやると決めたことなら、「できるだけいい仕事をしよう」と考えるでしょう。

これはペットや植物を育てる感覚に似ています。

その仕事にとって、自分が集中することは「水」や「栄養」になります。

自分が集中すればするほど、仕事が育っていき、大きな成果を生み出していく。

まるで「育成ゲーム」のように、楽しみながらその課題と向き合うことができるのです。

しかも成果が出たときは、まるでペットが大きく成長したかのような喜びを感じることができる。

こうした満足感は、他人から無理に押しつけられた課題をただこなしただけでは、決して味わえないものです。

「今、この瞬間」をコントロールできても、しょせんはその一瞬だけに過ぎないじゃないかと思うかもしれません。

しかし、人生は長いように思えて、実は「瞬間」の積み重ねでしかありません。

この「人生とは、小さな物事の積み重ねでできている」という考え方が、最近になって世界中で注目を集めています。

「朝起きて窓を開けたら、天気が良くてすがすがしい気分になった」

「お昼に食べたご飯がとてもおいしかった」

そんなささやかな喜びがいくつも積み重なって、「幸せな人生」になる。

はっきりと言葉にしなくても、私たちはそのことを知っています。

その感覚が、欧米の人たちにはとても新鮮に映るようです。

キリスト教文化では、一つの命題に生涯をかけて身を捧げることが喜びとされてきました。

ところが日本人は、「今日は晴れてよかった」と言っては喜び、「庭のタンポポが咲いた」と言っては喜びます。

これが海外の人にとっては驚きであると同時に、「そういえば私たちも、ワインを飲んだり友達と話したりすることに、楽しさを感じているよね」という気づきをもたらしました。

そして今、この概念は日本語のまま「ＩＫＩＧＡＩ（生きがい）」として海外に広まっています。

「今、この瞬間」を大事にすることは、間違いなく人生を豊かにしてくれる。

それが、世界の共通認識になりつつあるのです。

他人に決められた人生ではなく、自分らしい人生を歩みたい。

きっと誰もがそう望んでいるはずです。

そのためには自己プロデュース力を駆使して、「今この瞬間、自分の人生において集中すべきことは何か」を選択し続けなくてはいけません。

その選択を放棄することは、自分の人生を他人に預けているようなものであり、誰かに自分の生き方を支配されるようなものです。

あなたは今、「自分の人生」を生きていますか？

もしかしたら「他人の人生」を押しつけられていないでしょうか。

この問いに自信を持って答えられない人は、少しずつでかまわないので、ぜひ瞬間集中力を磨いてください。

毎日の一瞬一瞬が、あなたらしく充実したものに変わっていくはずです。

瞬間集中のコツ 26

「何がしたいか」を決めるのはあなた自身。一瞬一瞬を大切に、自分の時間を生きよう

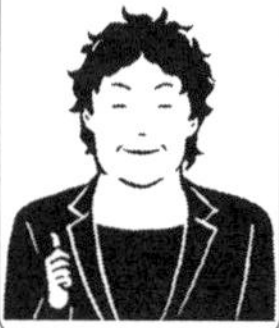

〈著者紹介〉

茂木 健一郎（もぎ・けんいちろう）

◇－1962年東京生まれ。脳科学者。東京大学理学部、法学部卒業後、東京大学大学院理学系研究科物理学専攻課程修了。理学博士。理化学研究所、ケンブリッジ大学を経て、現職はソニーコンピュータサイエンス研究所シニアリサーチャー。

◇－専門は脳科学、認知科学であり、「クオリア」（感覚の持つ質感）をキーワードとして脳と心の関係を研究するとともに、文芸評論、美術評論にも取り組んでいる。

◇－2005年、『脳と仮想』（新潮社）で第4回小林秀雄賞受賞。2009年、『今、ここからすべての場所へ』（筑摩書房）で第12回桑原武夫学芸賞受賞。

◇－主な著書に『脳とクオリア』（日経サイエンス）、『脳を活かす勉強法』（PHP研究所）、『結果を出せる人になる！「すぐやる脳」のつくり方』（学研プラス）、『最高の結果を引き出す質問力 その問い方が、脳を変える！』（河出書房新社）など多数。

膨大な仕事を一瞬でさばく 瞬間集中脳

2017年9月29日　第1刷発行

著　者――茂木健一郎

発行者――徳留慶太郎

発行所――株式会社すばる舎

東京都豊島区東池袋3-9-7 東池袋織本ビル　〒170-0013

TEL　03-3981-8651（代表）　03-3981-0767（営業部）

振替　00140-7-116563

http://www.subarusya.jp/

印　刷――中央精版印刷株式会社

落丁・乱丁本はお取り替えいたします

ISBN978-4-7991-0645-7